圖解
疼痛與治療

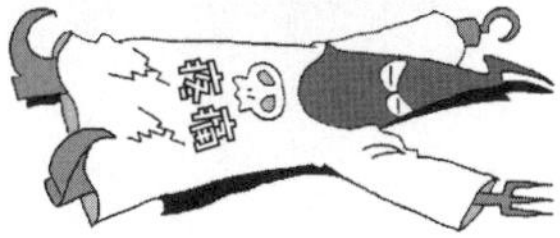

川端一永◎著
王愈惠◎譯

前言

疼痛可以說是日常生活中一種不可或缺的重要感覺。因為疼痛是身體為了通知自己遭遇到危險威脅所產生的一種防禦反應，如果沒有疼痛這種感覺，我們便無法生存。但遺憾的是，相對於其他醫學領域，人類對於疼痛的研究卻晚得多。

一九六五年，加拿大人梅爾札克（R. Melzack）與美國人沃爾（P. D. Wall）所發表的疼痛原理「閘門控制理論」（Gate Control Theory），堪稱是一項劃時代的理論。但仔細思考後便會發現，自十七世紀前葉哲學家笛卡兒發表「疼痛原理」後，歷經三百多年時間，疼痛研究幾乎完全沒有進展。

為什麼如此重要的感覺卻長期遭到忽視，幾乎沒有任何研究進展？

這是由於從前的人對疼痛的觀念所造成的影響。以前人們認為，與其窮究和解釋疼痛的症狀，最重要的還是找出疾病發生的根本原因，以及研究治療方式，因此單純只是疾病症狀之一的疼痛，其研究很可能便就此往後推延了。

此外，疼痛研究發展較遲的另一個原因，在於疼痛是一種無法從外部得知且無法和他人共有的感覺，所以研究起來較困難。

雖然坊間也有一些疼痛的相關書籍，但內容較艱澀，事實上，大多數都屬於連身為疼痛科（Pain Clinic）專科醫師的我來閱讀也不易理解的書。

就在我思考是否能以一般人即可簡單理解的淺顯語言來解說疼痛這種感覺時，日本實業出版社向我提出執筆撰寫本書的邀約。

我在每天診察、治療患者的過程中，產生一些感觸。

不少患者從外縣市遠道而來找我治療疼痛，他們一心只想找出方法治癒讓自己痛苦萬分的疼痛，因而不惜花費時間前來醫院就診，這使我感到責任重大。

事實上，許多患者光是聽我說明疼痛原理、理解疼痛的意義，便自己表示：「我感覺舒服多了，忽然充滿與疼痛對抗到底的力量了。」這種情況也讓我感到驚訝不已。

病患原本由於疼痛而不自覺在心中產生的不安感，似乎也因為對疼痛理解而慢慢消除，進而燃起治療的希望。

如果能明白疼痛為何物、如何引起，亦即了解疼痛這個敵人，並清楚自己的處境與因應之道，便自然能找出治療方式，即使歷經險阻也終能化險為夷。

我衷心希望能讓更多人閱讀本書，進而幫助他們理解疼痛，並給予治療的希望。

最後，對於給予我多方指導的大阪大學醫學部麻醉學教室真下節教授、吉井診所院長吉井友季子醫師，謹致上由衷的感謝之意。

目錄

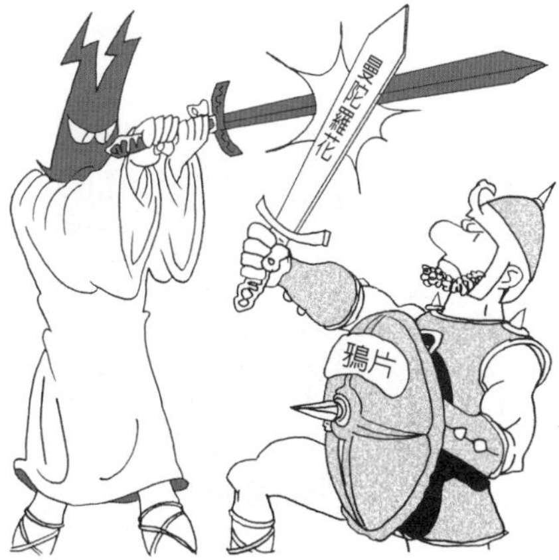

3章

疼痛的傳導方式

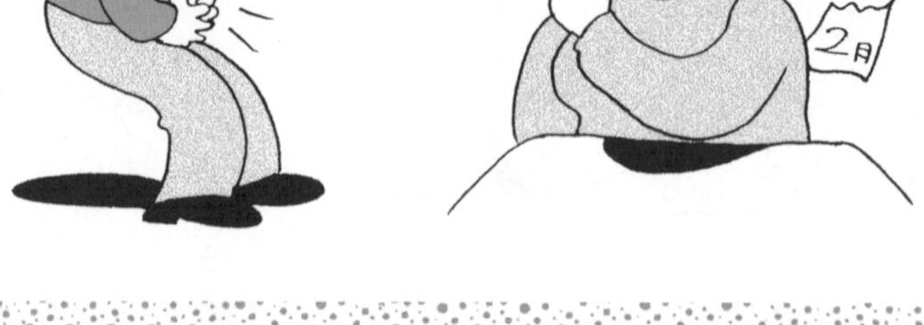

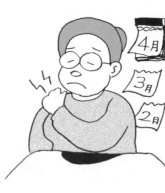

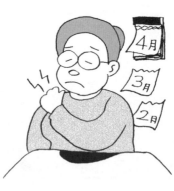

4章 藉藥物消除疼痛

5章 消除疼痛的方法

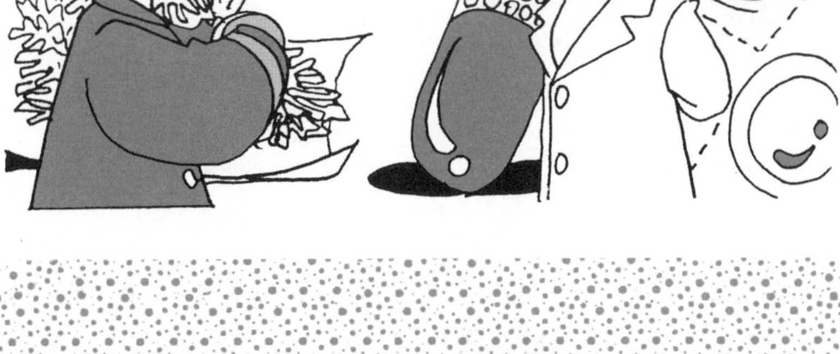

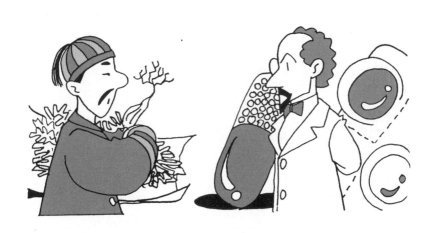

6章 麻醉的祕密

7章 導致嚴重疼痛的疾病與治療法

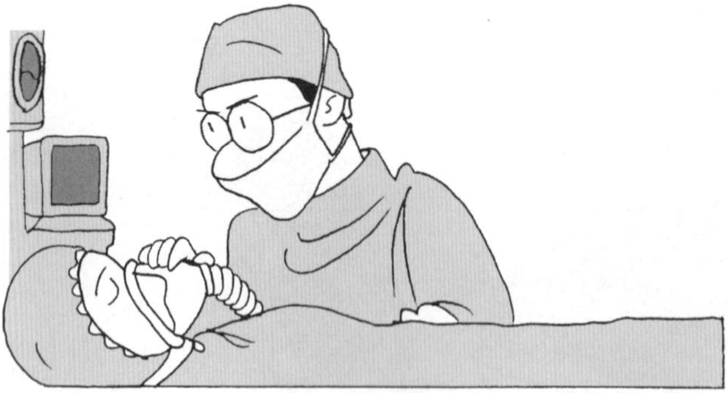

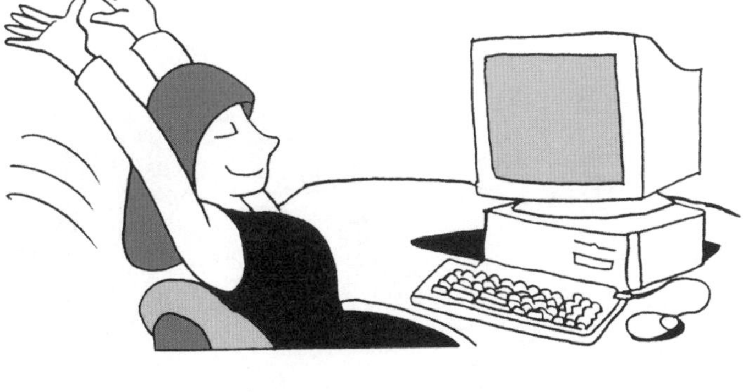

8章

日常保養極為重要

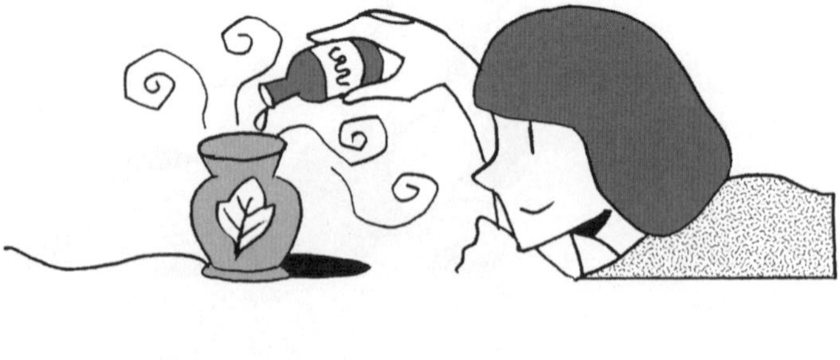

1 章

疼痛到底是什麼？

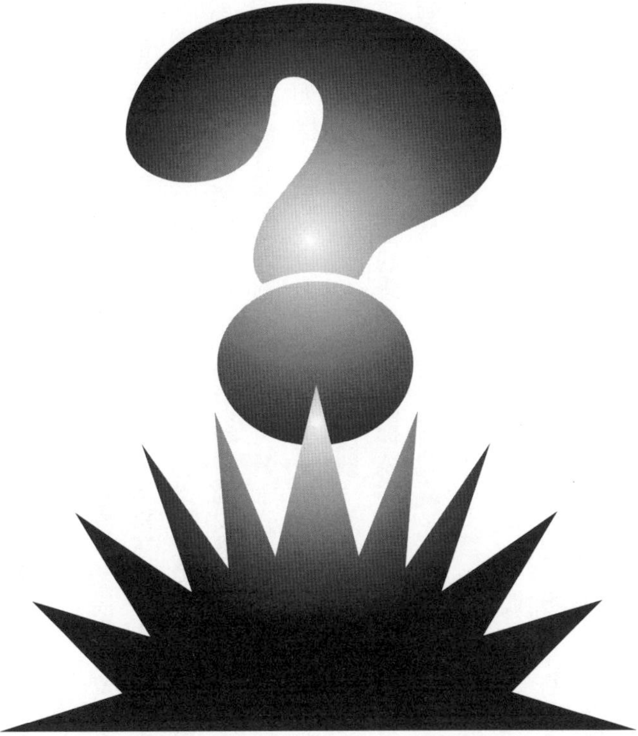

如果沒有疼痛該多好……

為什麼會有如此惱人的疼痛？

我們常在日常生活中體驗到的「疼痛」，其真面目到底是什麼？

從腳撞到門角、菜刀切到手指、被火燙傷等不小心造成的疼痛，到牙痛、腹痛等疾病引起的疼痛，還有毫無預警就突然襲來的尿路結石、膽結石及閃到腰等令人痛苦萬分的激烈疼痛，這些各式各樣的疼痛對我們來說都是非常不愉快的感受。如果能馬上治癒並明白引起疼痛的因素倒也罷了，但若時間拖延過久，又完全找不出致痛原因，則疼痛不僅成為壓力，導致自律神經失調等疾病，衍生的不安與恐懼甚至會摧毀心靈或身體。

因為罹患久久不癒的慢性疼痛，使得患者原本應該是彩色的人生，自此卻猶如墜入人間煉獄般變成黑白的世界。

大多數人應該都曾暗自心想，如果沒有疼痛這種感覺就好了。這類想法大多認為最好沒有疼痛，或認為如果沒有疼痛不知多棒。但再仔細思考一下，疼痛真的是毫無意義、最好不要存在的感覺嗎？

不要忘記，疼痛是為了讓人類保持警戒心且在各種危險中保護生命的一種本能具備的危險訊號，所以疼痛對人類來說是一種不可或缺的感覺。然而無法排除產生疼痛的原因，或減少疼痛的程度和時間，有時也導致疼痛變成令人痛苦萬分的感受。

關於這點，我將在後文中進一步說明。但事實上，人類自出生開始，就逐漸地學習避免感到疼痛的能力與生理反應。

人類一感受到疼痛，為了排解這種感受而做出的反射動作，稱為防禦反射。如此的反射動作並非呱呱墜地就與生俱來，而是經由學習而逐漸體會。

當然，人類一出生便對疼痛有反應，會哭泣、號叫，但也在成長過程中因為跌倒、燙傷、割傷等，學到「好痛」、「好燙」等感覺，進而更慎重行動並保持警戒。接著為了讓自己儘量不再感到令人難受的疼痛，便培養出防禦反射。

健康小知識

〈疼痛與小說家①〉日本文豪夏目漱石曾深受胃潰瘍與風濕痛纏身所苦。一般人對於小說家，常會有「被截稿日追著跑，一邊抽菸一邊不眠不休地寫作」這種不健康的印象，夏目漱石或許也是因為這樣的壓力而陷入疾病煩惱中吧！

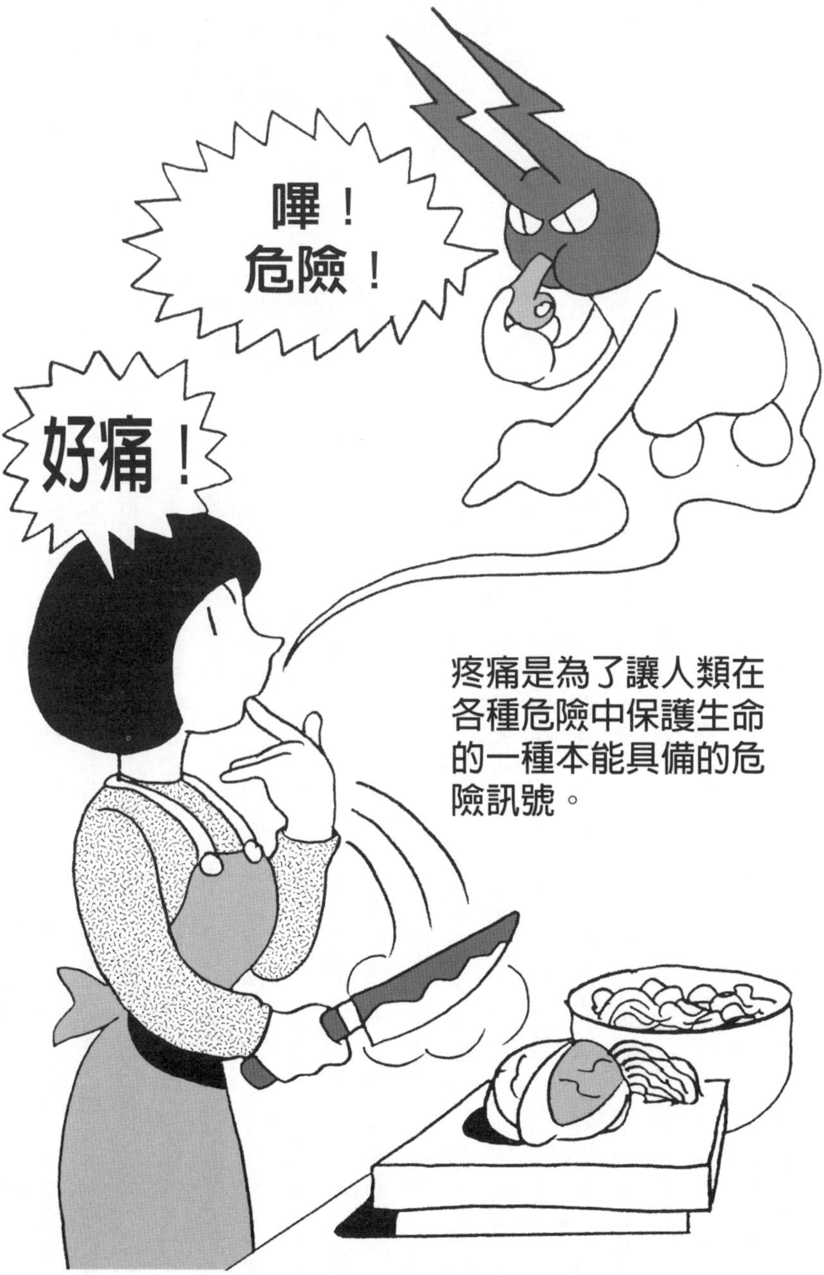

疼痛是為了讓人類在各種危險中保護生命的一種本能具備的危險訊號。

疼痛真的是必要的感覺嗎？

無痛症患者的案例

看了上一單元所述，我想大家應該已經大致明白，疼痛對於人類而言是一種「不可或缺」的感覺。如果感受不到疼痛，真的背負了非常不利的生存條件。

事實上，的確有人先天就完全感覺不到疼痛，他們罹患稱為「先天性無痛症」的疾病。這些患者即使咬到硬物也感覺不到疼痛，以致牙齒斷裂，甚至失去牙齒；進食時也可能咬到舌而使舌頭斷了；或是因為無意識地啃指頭而咬斷手指。此外，他們還容易發生灼傷或外傷等意外，經歷一般人日常生活中難以置信的遭遇。總之，可以說他們在一天之中不停地受傷。

由於這些人即使罹患盲腸炎也不覺得疼痛，或因為其他體內發作的疾病發現得太遲，導致多數先天性無痛症患者年紀輕輕就去世。

以一位罹患先天性無痛症的加拿大女學生為例，在其報告中曾詳細陳述了她的患病狀況。這位女孩除了感受不到疼痛外，和智力正常且健康的一般女孩沒有什麼兩樣。由於父親就是一位醫生，他從女兒的孩童時期開始就清楚掌握這種疾病，並且極其小心地養育，女孩得以順利長大成人。與其他先天性無痛症患者不同，女孩不常受外傷，但卻常發生咬了舌頭或因為碰到暖爐導致膝蓋嚴重灼傷等狀況。

觀察她的膝蓋和腰部的X光片便可發現，這些部位的關節多有異常之處。醫生認為是女孩缺乏疼痛感，所以一直維持某種不自然姿勢，太過勉強關節朝著本來如果會覺得痛就辦不到的方向轉動所致。

結果女孩因為長期勉強維持的異常姿勢導致感染症，二十九歲便離開人世。當然她在去世前也完全未承受過「疼痛」這種痛苦。

像這樣的人，由於被迫失去疼痛的感覺，顯然因此而無法過著正常的生活。能正常感受到疼痛的我們，不但要正確理解疼痛的性質，還必須對疼痛有正確的因應之道，才能更加舒適地度過日常生活的每一天。

健康小知識

〈疼痛與小說家 2〉日本作家芥川龍之介的小說《齒輪》敘述為偏頭痛所苦的主角，其實他本人也一直困擾於突發性頭痛。在西方文壇，據說德國作家尼采終其一生都擺脫不了嚴重的頭痛。難道嚴重疼痛是催生名作的原動力嗎？

只是就算可以理解某些疼痛是必要的感覺，大家仍然希望不必要的疼痛能馬上紓解。遺憾的是現代醫學也許為了以治療疾病為優先，相對地緩解疼痛的研究發展便顯得較為遲滯。雖然如今對於疼痛的起因及感受疼痛的原理等已有一定程度的了解，但疼痛原理中仍有許多未知部分尚待更進一步地闡釋。

本書以簡單易懂的方式說明疼痛，希望儘可能讓更多人理解，並認識舒緩疼痛的醫學（疼痛科）。

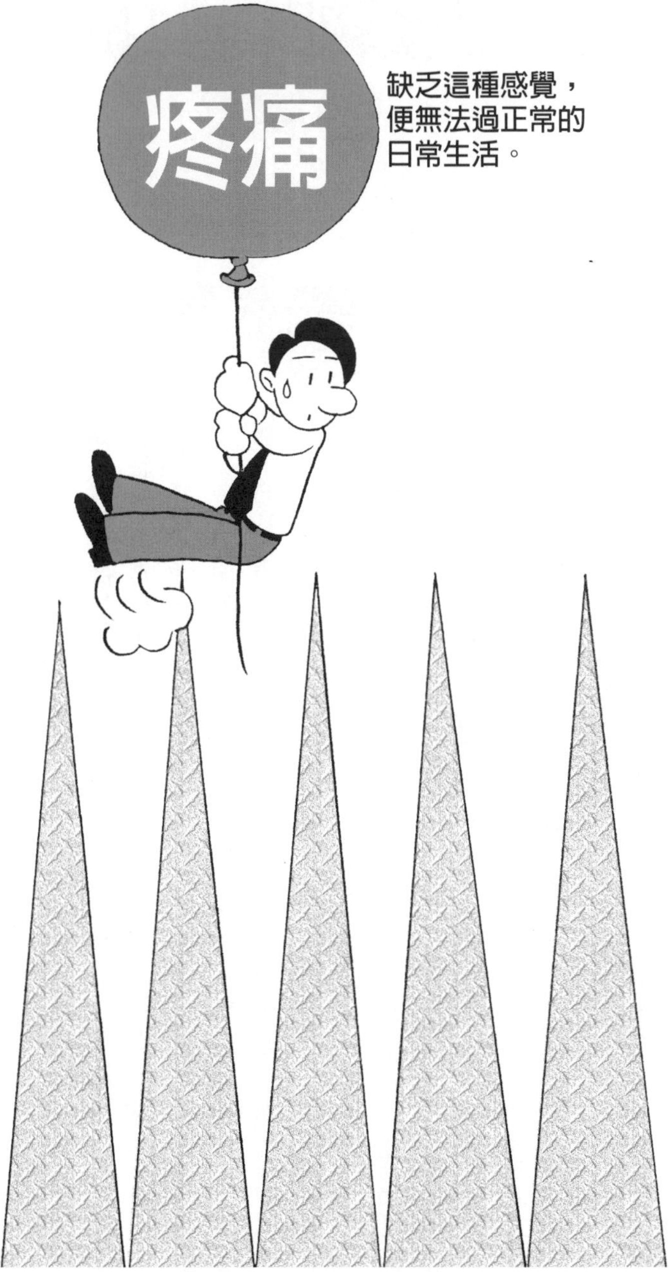

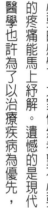

人類如何對抗疼痛？

古代是由巫師為人們排除疼痛？

人類嘗試排解疼痛的過程與現代醫學發展歷史息息相關。

現代人頭痛時服用止痛藥，或是治療牙齒前進行麻醉注射，止痛方式隨手可得。但是古代的人如何處理疼痛呢？

首先，古埃及人認為，疼痛是由於觸怒了神明或是惡魔寄生在體內所引起。因此他們為了去除疼痛，得靠巫師加持祈禱以安撫神明的怒氣，或是藉煙霧或臭味趕走身上的惡魔，才能舒緩疼痛。

現在非洲某些地區仍然使用這樣的方式止痛。

其他擊退疼痛的方法，包括強烈撞擊頭部或壓迫頸動脈暫時阻止血液流往腦部，使人失去意識，然後在昏迷期間內治療傷口或進行手術。此外據說也有在疼痛部位放冰塊極度冷卻，以舒緩疼痛。

古羅馬時代，人們發現疼痛會受心情與感情所左右，由此流傳給後世藉由泡溫泉之類溫水浴或蒸汽浴等方式來治療疼痛的方法。

此外，據傳古時也盛行聆聽河川流淌的流水聲、風吹拂樹木時枝葉的搖曳聲等大自然所發出的神祕聲響，以及大鼓或笛子的樂聲，因此得以舒緩疼痛。

在止痛藥方面，古人選擇直接食用或煎煮後飲用可能對疼痛有療效的天然草藥或藥草（Herb）。

此外，文獻中也記載提煉自罌粟種子的鴉片，除了自古就當止痛藥來治療疼痛外，還用作安眠藥。相傳在古埃及和古希臘時代都盛行使用鴉片。

羅馬帝國時代除了繼續利用鴉片外，由於曼陀羅花同樣具有舒緩疼痛的效果，所以也當作止痛藥。更因為曼陀羅花擁有安眠的作用，它所導致的睡眠狀態便成為最早期的「麻醉」方式。

少量服用鴉片能興奮中樞神經系統，促使情緒高昂，但用量一旦增加，便會令人全身倦怠、萌生睡意；若是更進一步大量使用，將會抑制呼吸和心肺功能，導致死亡，可說是一種非常危險的物品。最重

健康小知識

〈古柯鹼是最早的局部麻醉藥〉局部麻醉藥問世促進了麻醉的發展。早年古柯鹼便是一種局部麻醉藥，但如今卻變成了興奮劑。不過希望各位理解，今日的麻醉藥並無法讓心情好轉。

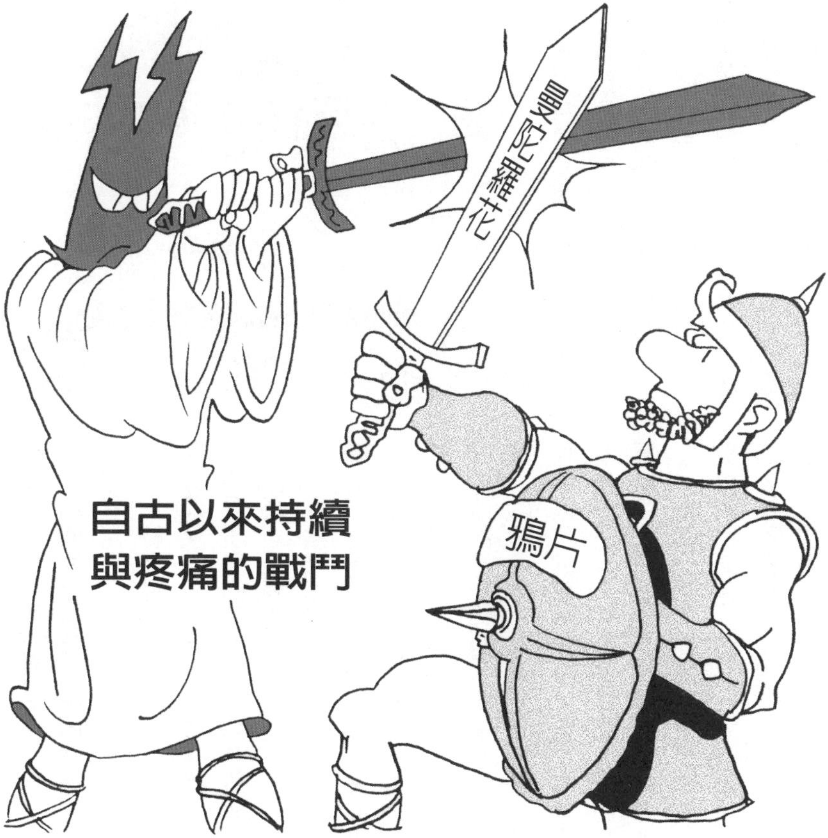

要的是，鴉片不但會令人上癮，且對大腦等部位造成影響，絕對不可輕易使用。

當然，目前這類物品應用在醫療領域均受到嚴格管理，但對於醫生也束手無策的強烈疼痛，還是會運用從鴉片萃取出的嗎啡等物質來進行治療。

西元一八〇六年發現自鴉片萃取而得的嗎啡，至今仍然用於舒緩因癌症等疾病所產生的激烈疼痛。

此外，後來陸續又發現許多其他的萃取物，依照疾病症狀與使用情況應用在各種醫療場合，發揮了不錯的效果。

近年來，研究人員發現了人類身上接收嗎啡止痛作用的受器，因此解開了抑制疼痛的原理。

疼痛經驗無法與他人共有

每個人對於疼痛的感受不同

長期為胃潰瘍、腰椎椎間盤突出或帶狀疱疹後神經痛等病痛持續折磨的人，如今出乎意料地多。

然而，疼痛的感覺及感受方式會因個人狀況不同，出現各式各樣的差異。有些人即使僅是一根小刺扎了指頭，就會死命大吼大叫；但也有人正好相反，即使刺入肉裡，他還是沒有什麼感覺。

為何因為當事人不同就有如此的差異呢？

一般來說，這是由於每個人的「疼痛閾值」（Pain Threshold，引起痛感所需的最低限度刺激所表示的數值）相異所致。

疼痛閾值是由感覺閾值、痛覺閾值和疼痛耐受閾值等數值而來（這些名詞稍微複雜，以下簡單說明，閱讀時請別略過）。

所謂感覺閾值，是指施加於皮膚上以使人產生麻感或溫熱感所需最低限度的刺激程度。這是美國人斯頓巴哈（R. A. Sternbach）與托爾斯基（B. Tursky）提出的概念。

根據他們的理論，感覺閾值已被證明即使是不同文化、不同人種的人都不會有所差別，亦即是一種普遍性數值。

痛覺閾值是指施加於皮膚上以使人產生痛感所需最低限度的刺激程度。這項數值受個人的成長環境和教育、文化等很深的影響。

舉例來說，根據人種或居住地的不同，人們的感覺也有所差異。這也許和各人對於疼痛的感受度不同有關。

疼痛耐受閾值則是指接受刺激的人縮回手或企圖、要求停止刺激的最低限度刺激程度。根據斯頓巴哈與托爾斯基的研究，這同樣與人種差異有很大的關係。

他們的實驗顯示，猶太裔美國人和義大利裔美國人在疼痛承受上比美國原住民來得脆弱，即使是小小的刺激也會引起很大的反應。

由上述我們可知，人種、環境或內心的耐受度都是疼痛的影響因素。此外，當時的心情或所處的環境也會左右疼痛的感受。

健康小知識

〈對疼痛沒輒的人〉有人只是挨一針也反應激烈，牙醫可能會告訴他：「你應該知道在牙齦打針很痛，別盯著針頭就沒感覺了。」然而即使避免看著針，他最後還是痛得跳腳，這也許是已有「打針等於疼痛」的先入為主觀念所致。

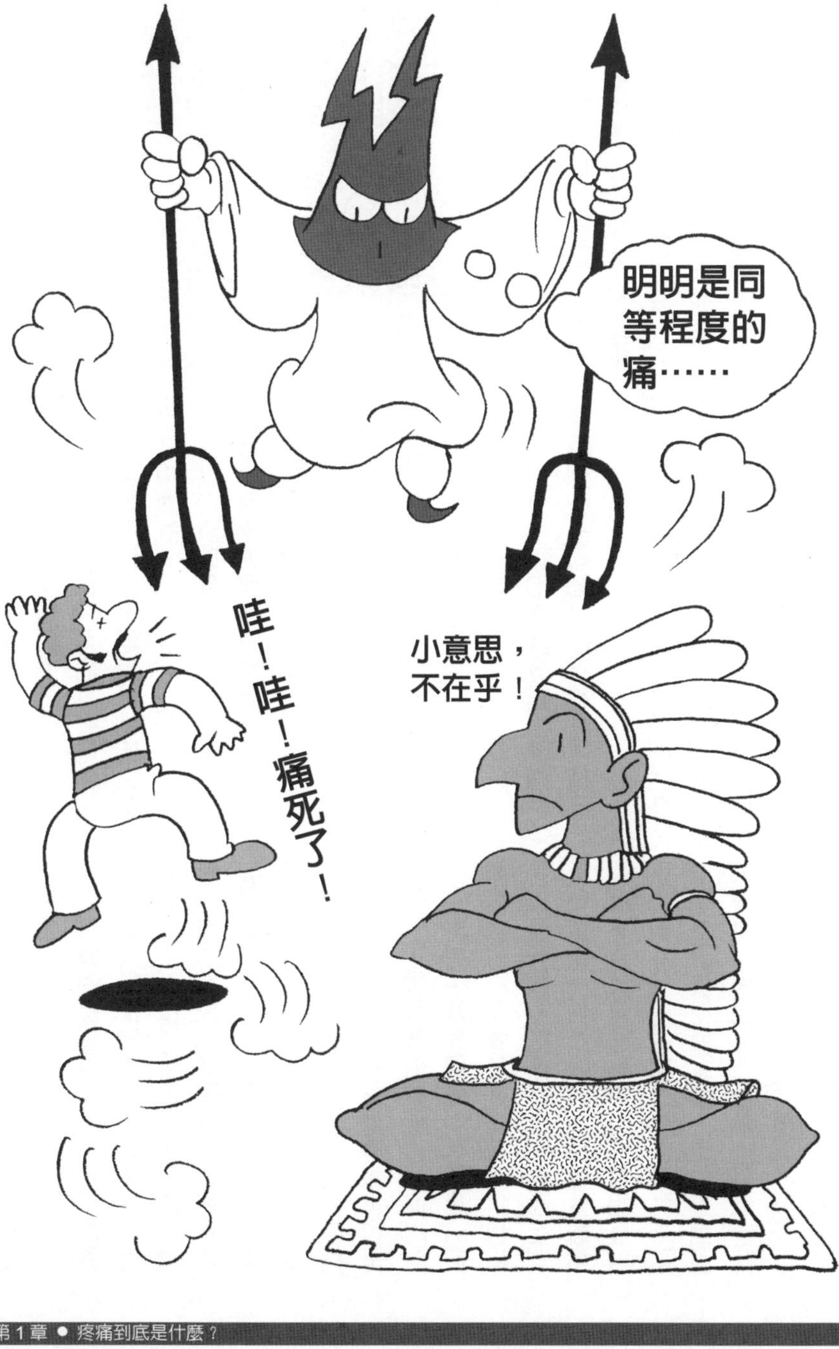
明明是同等程度的痛……
哇！哇！痛死了！
小意思，不在乎！

疼痛的感受方式因狀況而異

根據心理狀態、天候和氣溫等有別

東方人自古以來即被教育將忍耐視為一種美德，因此人們普遍認為東方人對疼痛的耐受度很強。

相比之下，美國人的疼痛耐受度似乎就較弱。以生產為例，相對於日本人認為應該為了自己的孩子忍受疼痛，美國人卻大多選擇緩解疼痛的無痛分娩（就無痛分娩的普及率進行調查，美國約有九成，歐洲約五成，日本只有約二．五%。不過這數字也與麻醉科醫師的人數比例相關）。

其次，以外傷為例，通常傷口範圍小且淺的疼痛較輕微，傷口範圍大且深的疼痛較嚴重。

但在此要談一則有趣的研究報告。二次世界大戰中，美國軍醫畢奇爾（H. K. Beecher，後來成為哈佛大學麻醉科教授）在戰地曾有以下特別的經驗。

部分士兵即使身受重大外傷，嚴重到失去手腳，卻不須使用麻藥等止痛劑。

在戰爭這種非比尋常的狀態下，士兵們都必須有攻進敵營的心理準備，其疲憊不堪的心靈承受巨大壓力，因此若對疼痛的反應極端強烈也不足為奇。然而有些士兵卻絲毫不覺得疼痛，這種狀況在理論上完全無法解釋。

其實這隱含了非常重要的意義。身受重傷的士兵必須運送到野戰醫院，之後很可能就此送回國內。也就是說，受傷這件事隱含著「愈是身受重傷，愈可能從戰爭中解脫」的涵義。因此士兵們即使受重傷也不會悲觀，反而洋溢著幸福感，儘管身體受到嚴重傷害，也呈現渾然不覺疼痛的狀態。

再者，醫學領域中有所謂「安慰劑效應」（Placebo Effect，也稱為偽藥效應）。這原本是為了在判斷藥效時，給予患者與真藥外觀相同但不具藥效的藥物，然後相互對照，藉此調查真藥效果的一種藥（但並不是真正的藥）。也就是指假的藥物（偽藥）。當然，真藥一定有療效，偽藥則沒有療效。

但事實上，也許是因為患者對

健康小知識

〈無痛分娩是否會影響胎兒？〉無痛分娩時使用的局部麻醉藥並不會殘留體內，因此無須擔心副作用。因為這是一種不會影響陣痛等子宮收縮程度的麻醉方式，所以對於母體和胎兒都很安全，產婦可以放心接受。

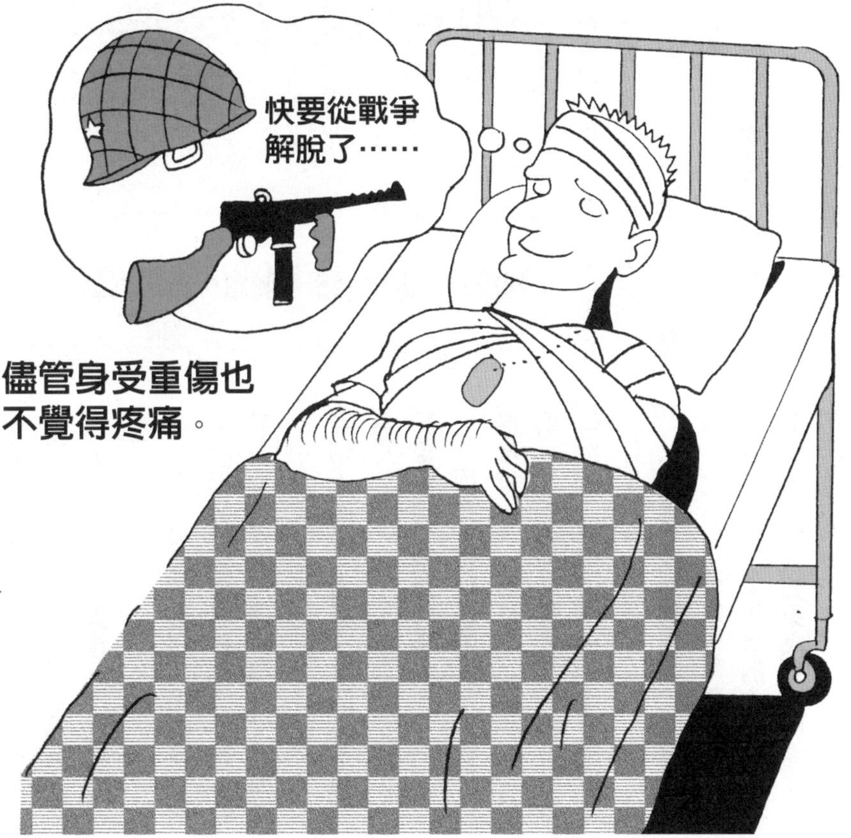

醫生開的藥抱有先入為主的觀念或安心感，結果就連安慰劑都能達到三成左右的效果。即使是嗎啡等止痛藥，這項實驗結果也不會改變。

由此可知，疼痛程度與心理感受有密切的關係。

對疼痛特別敏感者多是神經質的人，而一般受心病困擾的人也對疼痛過度敏感。此外，一板一眼、行事認真和責任感強的人，對疼痛也較敏感。

疼痛還會受到天候所影響。事實上，有些前來醫院看病的患者也表示，在較濕、較冷或下雨的日子，疼痛感便增強。此外，冬季天氣轉冷時，疼痛的感覺也會增強。

即使在一天之中，也分別會有疼痛增強的時間和趨緩的時間。通常疼痛感在上午較為和緩，然後隨著傍晚來臨而增強，到了半夜邁入疼痛感的最高峰。

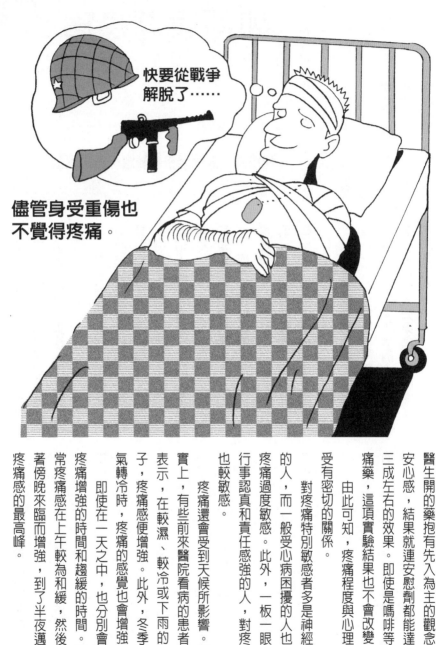

如何表達疼痛？

利用視覺類比量表或臉譜量表等判斷工具

疼痛是一種無法與他人正確共有的感覺，所以別人無從得知。

舉例來說，和他人一起欣賞美麗的風景，大家都會產生感動，卻很難共同體會導致疼痛的原因。

即使是看到戀人因為交通事故或生病導致受疼痛折磨，希望共同承擔而切自己的手腕，然而彼此只能大致與對方分享疼痛的感覺，卻無法百分之百正確體會戀人承受的痛苦。

無法藉肢體或語言來表達疼痛的嬰兒又該如何是好呢？即使只能靠哭泣來表現疼痛，為人父母者應該也會敏感地查知孩子身上發生的變化，因為「這孩子哭的方式和平常不一樣」或「怎麼哭個不停」，於是帶孩子到醫院檢查。

成年人也可能由於「最近沒什麼精神」、「怎麼老是焦躁不安」或「一直撫摸或護著某個部位」等情況，而被別人指出「是不是發生了什麼事？」

同樣是嘴裡嚷嚷著「好痛！好痛！」，但若是出自忍耐度比一般人強的人之口，周遭的人們也能理解：「那個人如果喊痛，就應該是非常痛吧！」

相反地，平日總是誇張表現疼痛的人，即使再怎麼覺得痛，也無法讓身邊的人有所理解。事實上，現階段還未找到確切以他覺性（經由他人的眼光來判斷）來判斷疼痛程度的方式。

雖然目前的確已能藉由電流來測定出人類對疼痛能忍受到何種程度，或是哪一程度的刺激會使人感到疼痛，遺憾的是，到目前為止仍然未確立如何測量現階段所感到的疼痛程度。

但因為醫生必須設法了解病患的疼痛程度，所以醫生還是得努力儘可能讓患者以他覺性表現出所陳述的疼痛。

例如，醫生在診治時會給患者一張畫了十公分直線的紙，並且說明：「最左邊是表示完全不痛的狀態，數值是零；最右邊是到目前為止感到最痛的經驗，數值是十。現

健康小知識

〈疼痛的意義〉戲劇常出現「我要讓你痛苦」之類的台詞，意思是讓對方承受如受傷般的痛苦。而「讓人民很痛苦」的說法，大致是指造成民眾的負擔。雖然疼痛在不同領域廣泛表示各種涵義，但無庸置疑不會代表什麼快樂的意思。

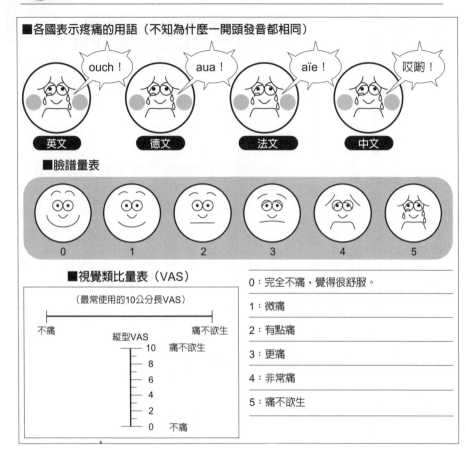

■各國表示疼痛的用語（不知為什麼一開頭發音都相同）

■臉譜量表

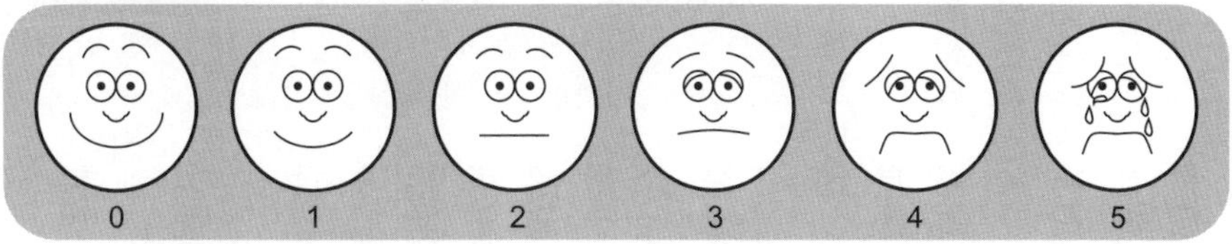

■視覺類比量表（VAS）

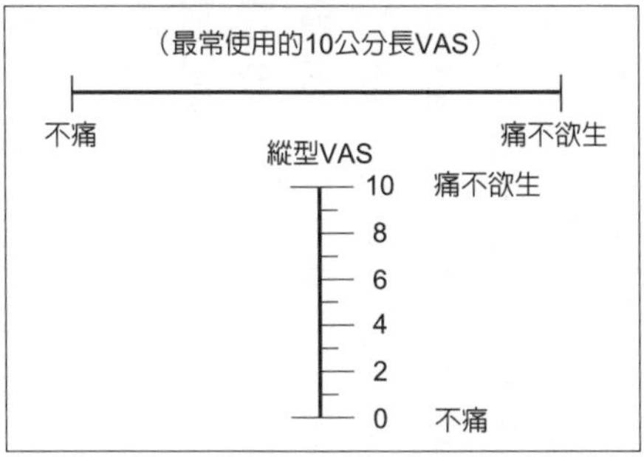

0：完全不痛，覺得很舒服。

1：微痛

2：有點痛

3：更痛

4：非常痛

5：痛不欲生

在你身上症狀造成的疼痛是從零到十中的哪一個程度？請標示在紙上。」然後讓患者在直線上標加記號。這就是視覺類比量表（VAS，Visual Analogue Scale）。

另一種經常應用的方式，是將患者的疼痛和壓力狀態以「臉譜」表示的臉譜量表（Faces Pain Rating Scale）。

原始的臉譜量表畫了二十個臉譜（繪製從微笑到痛苦號泣的各階段狀態的臉部表情來表示），由患者自己選擇現在處於哪個狀態，但是表示疼痛時使用的臉譜只限六個，用於簡單地測定疼痛。

像這樣表示自己的狀態目前處於何種程度，是一種最適當的表現方式。

我相信，未來必定會有能藉由圖表表現疼痛的一天。

神經的結構

中樞神經、末梢神經、知覺神經和運動神經

負責將疼痛傳導至腦部是神經的工作。

人類的神經大致上分為腦和脊椎等部位的中樞神經系統、交感神經和副交感神經等部位的自律神經系統，以及上述之外的末梢部位的末梢神經系統。

在此我將針對各部位簡單予以說明。

腦部分為大腦、小腦和腦幹，以及與腦部連接的十二對腦神經。

大腦又分為額葉、頂葉、枕葉、左右顳葉等，藉由覆蓋在大腦表面的大腦皮質（Cerebral Cortex）相連結，以接收視覺、聽覺和痛覺等感覺，並發出運動的命令。其中疼痛感、觸覺或溫度覺等表淺性知覺，以及壓覺或肌肉感覺等深部知覺，是由頂葉前方部分的知覺領域來感受。

腦部受頭蓋骨等堅硬的頭骨保護，由此便可理解其重要性。腦下方連結的脊髓，同樣由堅硬的脊椎骨所包覆。

從腦到脊椎這部分稱為中樞神經系統。與脊椎連接的三十一對末梢神經，各自分配責任區域，分別是自頭部延伸出的八條頸神經、自胸部延伸出的十二條胸神經、自腰部延伸出的五條腰神經、自臀部延伸出的五條薦骨神經，以及自臀部下方延伸出的一條尾骨神經。

每對脊椎神經又分為從前方延伸出與運動有關的前根，以及從後方延伸出與知覺有關的後根。

觀察脊髓的切面即可發現，中央是呈英文字母「H」狀的灰質，外圍則稱為白質。

自律神經則是由交感神經和副交感神經所構成，大多數情況下這兩部分互呈反向作用：交感神經具有加速心跳、血壓上升及抑制消化系統的作用，是可以活躍身體狀態的神經；相反地，副交感神經使心跳減緩、血壓下降及加速消化系統運作，是放鬆身體狀態的神經。

至於末梢神經延伸至身體每一角落，擔任將各種訊息傳達至大腦的角色。

健康小知識

〈由不同的護士打針，疼痛程度也有別？〉皮膚有感受疼痛的痛點、感受熱的熱點及感受冷的冷點，以痛點數量最多。打針時正對痛點注射就覺得痛，此外與針頭注射角度和藥物注入速度也有關，但最重要的是對打針者的信賴感。

■12對腦神經及支配區

1	嗅神經	鼻腔上部黏膜
2	視神經	視網膜
3	動眼神經	眼肌與上眼瞼提肌，副交感神經支配瞳孔括約肌
4	滑車神經	眼肌：上斜肌
5	三叉神經	顏面皮膚、口腔、鼻腔黏膜、齒部與咀嚼肌
6	外旋神經	眼肌：外直肌
7	顏面神經	表情肌、舌頭前三分之二的味覺，副交感神經支配顎下腺、舌下腺
8	前庭耳蝸神經	前庭、半規管與耳蝸
9	舌咽神經	舌頭後三分之一的味覺、咽頭肌，副交感神經支配耳下腺
10	迷走神經	喉頭肌、胸部與腹部的內臟
11	副神經	胸鎖乳突肌、斜方肌
12	舌下神經	舌肌

■脊髓神經

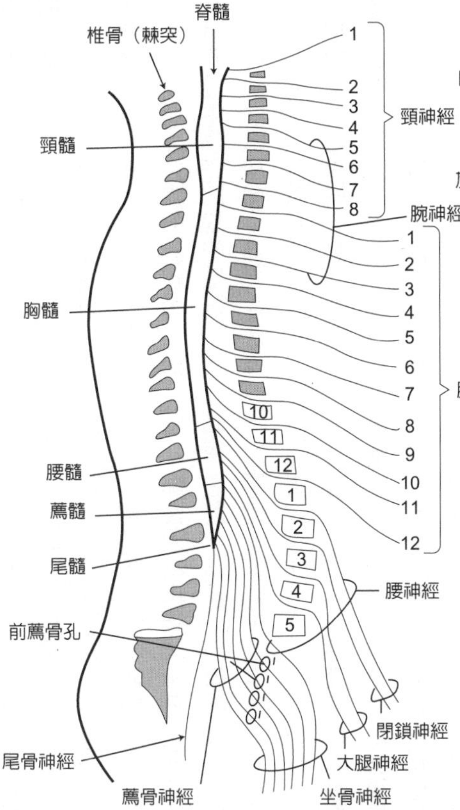

■脊椎切面圖

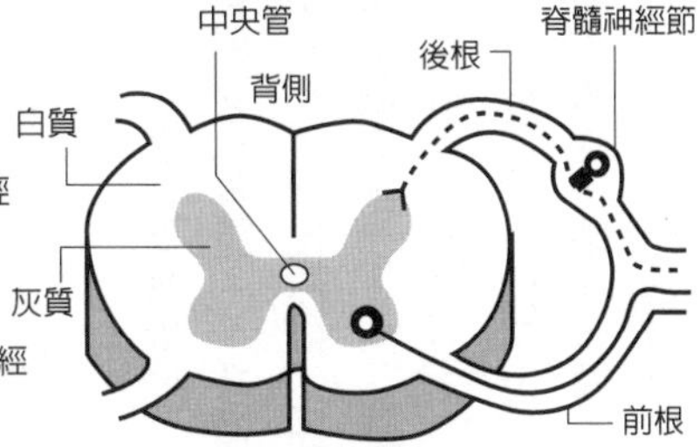

■各神經的支配領域

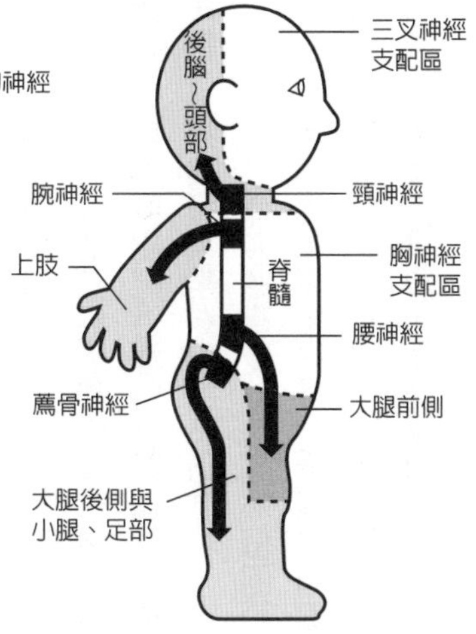

麻痺與疼痛有何不同？

末梢神經受壓迫產生的感覺稱為麻痺

聽說許多女性在觀看超人氣搖滾團體演唱時，會感動到全身發麻，飄飄欲仙。諸如此類讓人開心得全身發麻的體驗，不管經歷幾次都無所謂，但如果是令人痛苦的麻痺，可就能免則免。

麻痺就是長時間跪坐後產生的那種討厭的感覺，向來被視為是疼痛的「親戚」。

舉例來說，因為腰椎椎間盤突出的劇痛而舉步維艱，根據治療狀況不同，在解除疼痛的過程中，部分患者會發生感覺麻痺的情況。

一般性的麻痺感，通常在數分鐘到數十分鐘之內就會消失。

當我還是醫界新人時，曾有下述關於麻痺的經驗。某天凌晨值班時，一位手腕麻痺的年輕人前來就診，他說自己早上一醒來，就發現手臂麻痺了。

但我進一步詢問他詳細狀況，患者卻支吾其詞，不肯多說，後來好不容易才問出原因。原來是年輕人終於說服暗戀了兩年的女孩，昨天晚上兩人共度良宵。

由於讓深愛的女友枕在自己的手臂上入睡，睡了一陣子手就漸漸發麻了，雖然想抽離手臂，但是看到女友安眠的容顏，又捨不得移動手，才造成這個結果。事實上，這不正是左右為難的男人心情嗎？

無論是跪坐或枕著彎曲的手臂睡，都會因為長時間壓迫使得血液循環變差，神經（末梢神經）也會因為壓迫而暫時失去功能，導致感覺喪失。

因此，為了消除麻痺感而改變姿勢，雖然好像能暫時治好麻痺的症狀，但是當改變跪坐姿勢起立或停止頭枕手臂的動作，放鬆原本受壓迫部位的一瞬間，因為血液突然重新以猛烈的態勢恢復循環，所以會再度出現這種刺刺麻麻的麻痺和疼痛等平常很少發生的狀態。

血液循環變差，該部位的組織代謝便會產生異常，導致疼痛的物質（稱為發痛物質）一旦累積，便會產生疼痛。鬆開壓迫的力量，使血液再度流通，發痛物質隨著傳送

健康小知識

〈眼冒金星〉所謂眼冒金星，是指用力撞擊頭部等部位所感受到的強烈疼痛，我自己也曾有過這種經驗。雖然這被認為極可能是腦震盪的一種症狀，但到目前為止還未得到科學上的證實。

■神經纖維分類

神經纖維		直徑（μm）	傳導速度（m/s）	功能
A	α	12～20	70～120	運動位置覺、本體感覺
	β	5～12	30～70	觸覺、壓覺
	γ	3～6	15～30	位置覺
	δ *	2～5	12～30	痛覺、冷熱覺
B		1～3	3～15	交感神經節前纖維
C		0.3～1.2	0.5～2.3	痛覺、反射

＊傳導痛覺的神經纖維

■神經纖維與麻痺的關係

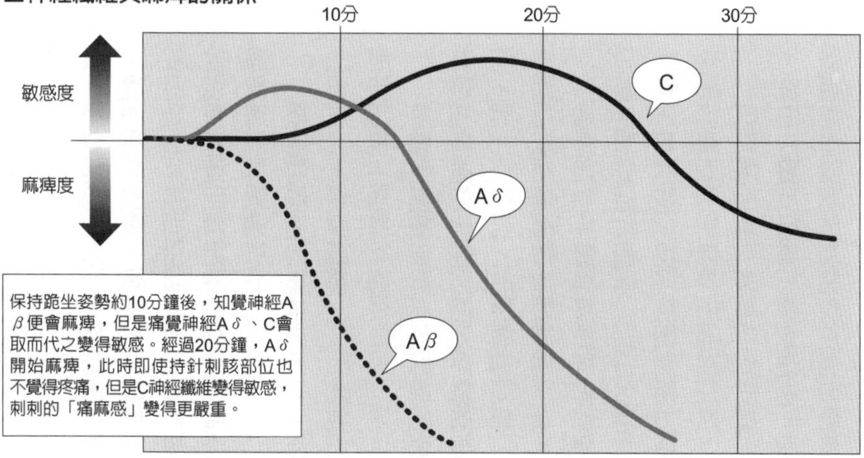
10分
20分
30分
敏感度
麻痺度
C
A δ
A β
保持跪坐姿勢約10分鐘後，知覺神經A β便會麻痺，但是痛覺神經A δ、C會取而代之變得敏感。經過20分鐘，A δ開始麻痺，此時即使持針刺該部位也不覺得疼痛，但是C神經纖維變得敏感，刺刺的「痛麻感」變得更嚴重。

到身體各處，才會出現令人難受的刺麻疼痛感。也就是說，手和腳等部位的末梢神經狀態變差，才是引起麻痺的真正原因。

人類末梢神經根據粗細和狀態不同分為六種，猶如電線和水管，較粗的神經可以較快速傳遞訊息。

跪坐或手臂受壓迫時，會從較粗的神經開始依序受傷害。掌管運動功能的A α 神經纖維如果受傷害，即使受刺激也呈現未受刺激的狀態；掌管知覺的A β 神經纖維如果受傷害，會覺得雙腳似乎不再屬於自己；到最後，維持正常功能的A δ 神經纖維和C神經纖維，就只剩感受到麻痺和疼痛的狀態。

根據受壓迫的程度，麻痺和疼痛的感覺經過一段時間後就會恢復正常，但是導因於腰椎椎間盤突出或骨骼變形以致神經受壓迫所造成的麻痺，無法自行復元。

搔癢與疼痛有何不同？

強烈的刺激是疼痛，微弱的刺激是搔癢

你是不是也曾有過渾身發癢的那種不適感？感覺癢的時候抓一抓這種行為，是人類及所有動物的共同習性。

當然，表示自己光是忍受那種發癢的感覺就渾身不舒服的人也不在少數。

但如果單純只是覺得癢，大多數人仍會稍作忍耐，還不至於演變成什麼致病的問題。不過若因為覺得癢而搔抓皮膚，有時還是會傷害皮膚表面，進而引起感染；搔抓過度也會導致自體免疫敏感性皮膚炎等皮膚疾病或過敏症狀。

搔癢可能使人集中力低落，無法專注於工作與讀書上。因此我們無法忽視「搔癢」的存在。

疼痛及搔癢皆等同於麻痺，因為感知搔癢的神經與感知疼痛的相同，因此一般視它為疼痛的同類，亦即可以將搔癢當作輕微的疼痛。

這是因為搔癢與疼痛同樣都是只要使知覺神經麻痺（神經阻斷）就無法有感覺，且可能因為壓力或精神障礙而有更強烈的搔癢症狀。

但是疼痛並不僅發生於皮膚，也會由內臟及組織等深處產生，而搔癢則是當刺激加諸於皮膚或黏膜上時才會出現。

其他還有因為內臟等部位的疾病導致的搔癢症狀，但這是由於體內產生了刺激皮膚或黏膜的物質所引起。

此外，我們覺得癢時會想伸手搔抓，但感到疼痛時較不會出現這樣的動作，而是誘發如縮手和彎曲等反射動作，或做出輕揉疼痛部位、抱著手肘等動作。

有人會在硬著頭皮忍耐時表示：「只是小意思，不痛不癢啦！」這種說法正好表現疼痛感與搔癢感的關係。

疼痛這種傷害人體且強加在人類身上的強烈刺激，並不單是針對皮膚，幾乎包括內臟等全身所有部位都會發生。

相對地，搔癢感則是一種僅限於皮膚的感覺，而且有別於疼痛那種有害的刺激，只是一種微弱的刺

健康小知識

〈從癢到痛〉許多異位性皮膚炎患者表示覺得皮膚疼痛。雖然我曾說明搔癢和疼痛是兩種完全不同的感覺，但因為搔癢而亂抓會受傷，如果受傷後還是不以為意繼續搔抓，傷口便慢慢惡化，一旦傷痕遍布全身，便引起強烈的疼痛。

■伴隨搔癢症狀的疾病

- 皮膚乾燥症
- 老人性溼疹
- 接觸性皮膚炎
- 異位性皮膚炎
- 急性或慢性蕁麻疹
- 細菌或真菌、濾過性病毒導致的皮膚感染
- 膽道閉塞疾病
- 慢性腎衰竭
- 甲狀腺機能亢進症
- 過敏疾病
- 何杰金氏病
- 惡性淋巴腫
- 白血病

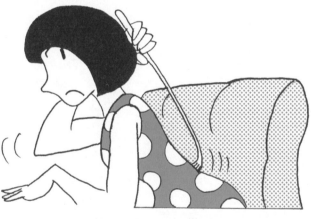

激。不過到底是覺得癢還是覺得痛，仍依個人情況而有所不同。

搔癢是由於外力刺激皮膚表面，人體釋出組織胺（Histamine）這種物質所引起的症狀。

其中包括吃了鯖魚產生蕁麻疹而導致皮膚搔癢的人、忽然從寒冷地區遷往炎熱地區而引起皮膚搔癢的人、吃了芋頭後嘴部周邊覺得搔癢的人等，都屬於某種因素所引起的急性搔癢等情況。更嚴重的還包括異位性皮膚炎等皮膚疾病、糖尿病，或是慢性腎衰竭等疾病必須接受血液透析治療的人，這些疾病引起的搔癢感也多和組織胺有關。

若消除了導致急性疼痛的因素，或是透過治療便能馬上痊癒，還可以稍作忍耐，但若是慢性搔癢症狀持續，便須特別注意。人類的忍耐度有限，有些人也會因疼痛而就此改變人生。

專　欄

忍耐力再強也要適可而止

日本人向來被視為具有高度忍耐力的民族，甚至將什麼都忍耐、什麼都不說出口當作一種美德，因此讓人有一種不擅於將自己的感覺或症狀告訴他人的印象。

我身為麻醉科醫生，曾經有過多次手術經驗。以開腹手術（剖開腹部取出病灶的手術）來說，我也曾遭遇到病況超乎預期以致完全無法進行手術的案例。這時整間手術室瀰漫著極為遺憾的氣氛，瞬間也萌生一股無力感。

接著大家心中也湧起這樣的念頭：「為什麼不早點來醫院就診呢？如果早點來治療，不就可以有挽回的餘地了嗎？」

一般來說，認為「動手術好可怕」、「去醫院好丟臉」、「不想將疼痛或不舒服的感覺告訴別人」的人占了壓倒性多數。我想唯有將「忍耐是一種美德」的想法改成「忍耐是一種罪惡」，才能讓疾病早期發現、早期治療。

日本的預防醫學發展甚遲，雖然各鄉鎮市都舉辦了以二次預防（及早發現，及早治療）為目的的健診等活動，但似乎尚未達到全員利用的程度。此外，近年來以預防疾病發生為目的的一次預防也愈來愈受到矚目。

然而令我感到疑問且矛盾的是，即使為了一次預防或二次預防前往醫療機構診治，也得不到任何社會保險給付，必須由患者自行負擔全額費用。我相信如果就這部分以社會保險給付，疾病的早期發現率會提升，為疾病或疼痛所苦的人也會減少，不僅大眾的壽命因而延長，生活品質也隨之提高，不是嗎？

2 章

疼痛的種類

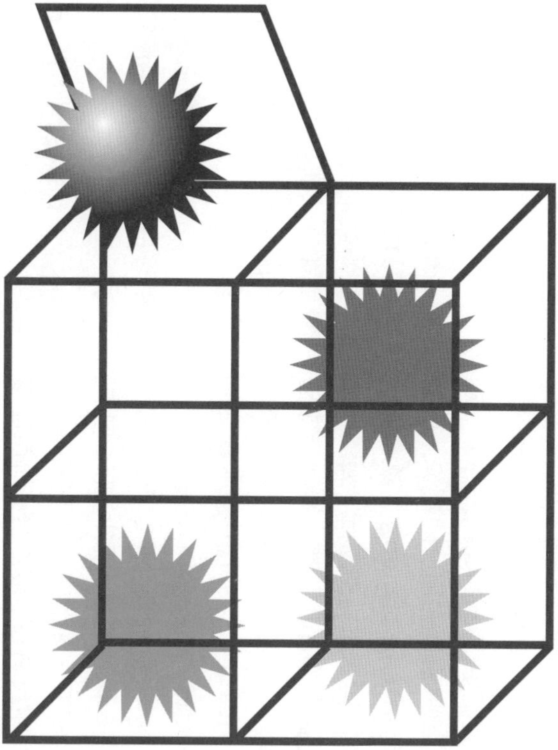

疼痛分類

分為急性與慢性，或軀體痛與內臟痛

疼痛其實有各種分類方式，其中一種是根據疼痛持續的時間長短來分類。例如突然產生的疼痛便稱為急性疼痛，如果疼痛的狀態持續一段長時間則稱為慢性疼痛。

一般來說，持續六個月以上的疼痛即歸類為慢性疼痛，因為疾病而持續兩~三週以上的疼痛也屬於慢性疼痛。還有儘管治癒了導致疼痛的因素，但卻仍然持續疼痛的情況，也是歸入慢性疼痛的範圍。

此外，有時可能完全沒有致痛因素，亦即並未經歷急性期，就突然產生原因不明的慢性疼痛這種情況。所以慢性疼痛堪稱是非常難以理解的一種疼痛。

發生急性疼痛時，交感神經系統緊張，且大量釋放腎上腺素，心臟運作旺盛。也就是說，此時心臟噗通噗通地快速搏動，血壓上升，瞳孔放大，可能還有手心異常發汗的現象。當疼痛劇烈時，甚至出現痛到滿地打滾的情況。

本來急性疼痛狀態只要致痛因素得以解除或治癒，就能在數週到數月之間痊癒，消除疼痛症狀。然而如果疼痛未能治癒，且持續長達數月，便轉而稱作慢性疼痛。

所以切莫輕忽疼痛放任不管，急性疼痛若未得到完善治療，就會轉變成慢性疼痛，導致患者長期為嚴重疼痛所苦。許多受慢性疼痛折磨的患者，對長期持續疼痛產生不安或焦慮等精神性障礙，伴隨這些症狀還出現失眠、焦躁、食欲衰退及拒絕參與社會活動等情形。

疼痛也會依發痛部位分類，這是以發生學（Develop-ment，從受精卵到胎兒的成長過程）為基礎的分類方式。將疼痛分為由體節發育的皮膚、肌肉與脊椎等部位產生的軀體痛（Somatic Pain），以及體節以外部位，由中胚葉發育的平滑肌、心肌和腺體還有由內胚葉發育的器官產生的內臟痛（Visceral Pain）。軀體痛又分為皮膚和體表黏膜的痛覺纖維傳導的表淺疼痛，以及骨骼肌、關節、韌帶及骨膜等部位的痛覺纖維傳導的深部疼痛。

健康小知識

〈隱藏的疼痛〉許多案例顯示，人們即使身上同時有數處疼痛，但有感覺的只有最痛的那部位。一旦最痛部位解除疼痛後，當事人就會發覺次痛部位，例如原來以為只有腰痛，後來發現其實膝蓋也痛。疼痛似乎會特別強調最痛部位。

以疼痛持續時間長短為分類標準

突然產生的疼痛

急性疼痛

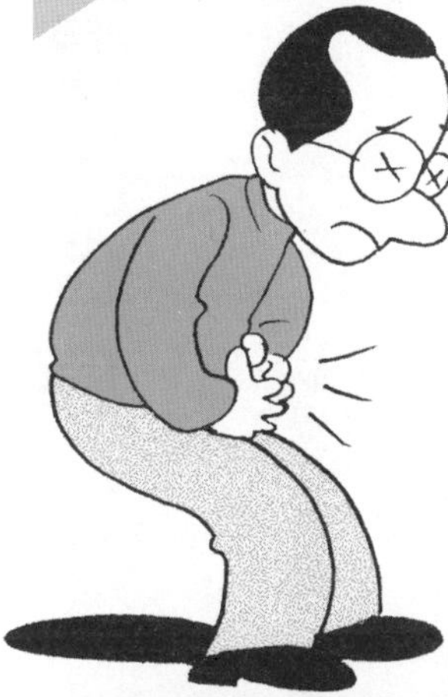

長時間持續的疼痛

慢性疼痛

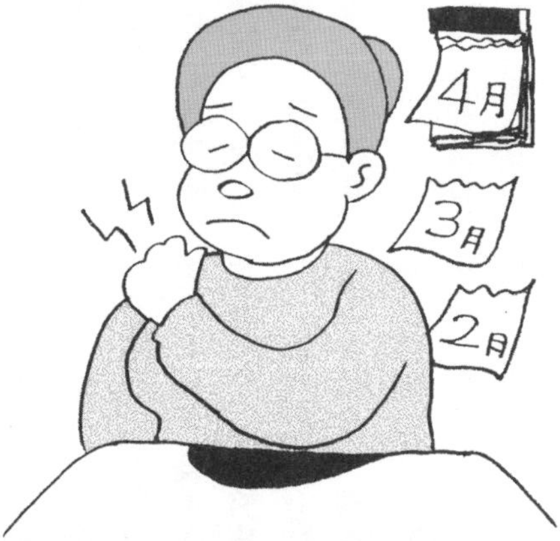

以產生疼痛部位為分類標準

軀體痛

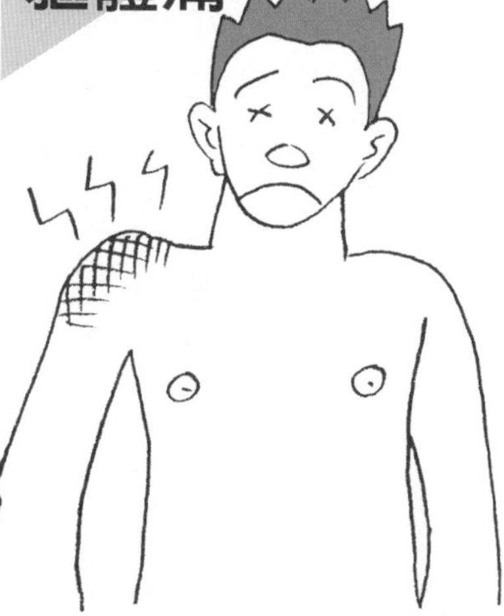

內臟痛

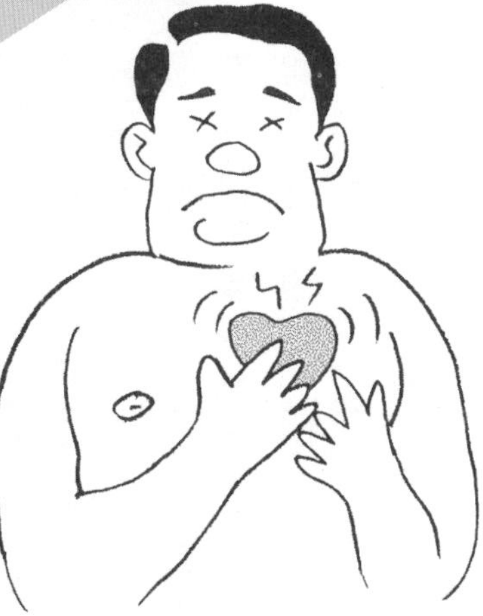

受傷與傷口疼痛的真相

感覺侵害受容性疼痛的原理

上一單元我說明疼痛的兩種分類，本單元將從其他角度來思考。

舉例來說，若從病理性層面為疼痛分類，導因於外傷或發炎等加諸身體的侵害刺激所產生的疼痛，稱為侵害受容性疼痛（Nociceptive Pain）。至於因為神經系統產生障礙或發炎等因素而受傷的神經自行修復時，於疼痛傳導路線上發出異常疼痛訊號形成的疼痛，則稱為病理性疼痛（Pathological Pain）。

以上一單元的急性疼痛和慢性疼痛來對照，前者大多為侵害受容性疼痛，後者多屬於病理性疼痛。

急性疼痛的侵害受容性疼痛，是由於刺激傷害身體組織，或長時間作用下可能引起傷害刺激（侵害刺激）所造成的疼痛。簡單來說，導致這種疼痛的因素，多半是日常生活中如針刺到或腳撞到桌角時產生的刺激，這是經過一段時間後便會逐漸痊癒的疼痛。

相對地，慢性疼痛被視為「疼痛本身就是一種疾病」。若長久不癒的疼痛或因發炎而產生神經系統異常，即使治好產生疼痛的因素，也可能演變成神經自體產生疼痛。總之，這是一種傳導痛覺的疼痛傳達系統及疼痛抑制功能不全所導致的疼痛。

慢性疼痛中除了神經自體的器質性病變外，還加上精神性或情感性病變，因此會轉變成更複雜且難以治療的情況。慢性疼痛最具代表性的是神經病變性疼痛，我將在慢性疼痛的章節中詳細說明。

雖然急性疼痛是侵害受容性疼痛的特徵，在撞到腳尖或遭火灼傷時會產生短暫刺痛感，但不久後仍有刺麻及灼熱或麻痺等特有的疼痛感隨之襲來。換句話說，就是讓患者「處於二度疼痛」的狀態中。

事實上，針對這現象，人類具備一種自動反應機制。當腳感到疼痛時，這訊號會通過末梢神經進入脊髓神經中，再通過視丘傳達至大腦，使人們感到疼痛。

然而，末梢神經又分為粗細不盡相同的六種神經，特別與疼痛相

健康小知識

〈小腿抽筋〉能隨自己意志控制運動的隨意肌，突然伴隨疼痛而痙攣不止，這種現象多發生在精神性緊張或流汗過多、脫水等電解質異常，以及腰痛、腰椎椎間盤突出與骨骼變形的人身上。通常只要伸直腿，腳尖向內彎，就能紓解。

關的神經有兩種，粗細也不同，分別是直徑二～五微米較粗的Aδ纖維與直徑〇．三～一．二微米較細的C纖維。由於較粗的神經纖維傳導疼痛的訊息較迅速，因此Aδ纖維也較C纖維能更快速傳導疼痛。

Aδ纖維的訊息傳導速度每秒十二～三十公尺，而C纖維的訊息傳導速度為每秒〇．五～二．三公尺，速度相當慢。

事實上，傳達疼痛訊息的速度差異，便是所謂「處於二度疼痛」現象的原理。撞到腳或灼傷時，一開始感到的銳痛（Sharp Pain），又稱為一次痛（First Pain），這是Aδ纖維能最快將疼痛訊息傳導至腦部的證明。

不久產生的刺麻鈍痛（Dull Pain）則稱為二次痛（Second Pain），這便是C纖維比Aδ纖維較慢將疼痛傳達至腦部的證明。

像這樣有如瞬間針刺般的尖銳疼痛，不久後又有持續長時間的灼熱感、麻痺感等特有疼痛，亦即「處於二度疼痛」的感覺，便是由於神經纖維的構造所造成的結果。

■傳導疼痛的兩種神經

神經纖維	直徑	傳導刺激的速度
Aδ纖維	2～5 μm	12～30 m/s
C纖維	0.3～1.2 μm	0.5～2.3 m/s

■兩種疼痛構造

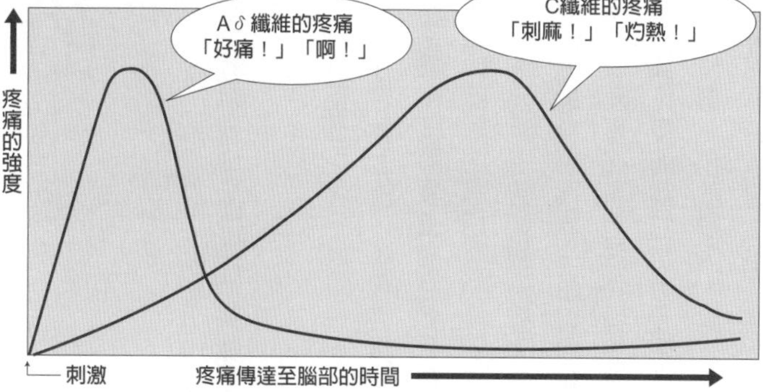

若施加刺激，首先由Aδ纖維敏捷地將電流送往腦部，傳達「好痛！」、「啊！」的感覺；接著，C纖維的電流略晚些將「刺麻！」、「灼熱！」的感覺傳達至腦部。

肌肉與骨骼疼痛的深部疼痛

骨骼、骨膜、關節和韌帶等產生的疼痛

在上一單元中提及，疼痛若依發生部位來分類，可分為軀體痛與內臟痛兩大範疇。軀體痛又分為兩種，一種是皮膚和體表黏膜的痛覺纖維傳導的表淺疼痛，另一種是骨骼肌、關節、韌帶及骨膜等部位的痛覺纖維傳導的深部疼痛。

表淺疼痛是因為皮膚或黏膜受傷、灼傷、發炎或跌打損傷時所感到的疼痛，可說是與我們日常生活最密切相關的一種痛覺。至於深部疼痛是指在骨骼、骨膜、關節或韌帶等部位施以刺激時感到的疼痛，這種疼痛並不存在上一單元所述及銳痛和鈍痛的差別。

雖然在定義上區分了表淺疼痛和深部疼痛，但事實上當我們受傷時並無法如此嚴密區別。

就以跌倒骨折的案例來看，骨折本身因為是骨骼疾病，所以可輕易歸類為深部疼痛，但既然發生骨折這種外傷，皮膚當然也會受傷，或有其他損傷。也就是說，除了深部疼痛外，同時還感受到表淺疼痛而有雙重疼痛。

除了表淺疼痛中感受到二度疼痛（例子中的銳痛和鈍痛）外，如果加上深部疼痛，則不只受到雙倍折磨（Double Punch），甚至是三倍折磨（Triple Punch）。此外，這樣的疼痛再加上心理傷害，可能導致難以復原的損害。

不過若能清楚了解這種疼痛的原理，或許多少能舒緩疼痛造成的傷害。因為只要人們自己能理解疼痛的原理，便能擁有與疼痛戰鬥到底的力量。

另一方面，若能善加利用表淺疼痛和深部疼痛的原理，在進行腦部手術時也可以只採局部麻醉，無須進行全身麻醉。

例如，因醉酒撞到頭部失去意識時，進行頭部斷層掃描可能發現傷者有腦硬膜下血腫的情況。慢性腦硬膜下血腫是跌打損傷引起的血腫，患者由於血塊壓迫腦部而產生意識障礙，必須緊急取出血塊。

一般認為進行腦部手術時必須採取全身麻醉，但在腦硬膜下血腫

健康小知識 **〈令弁慶哭泣的部位〉**脛骨在日文中別稱「令弁慶哭泣的部位」(連勇猛的武藏坊弁慶被打到這裡都會哭)，即使武功高強的弁慶也無法鍛鍊到。該處皮膚下方就是骨骼，撞到會同時感受表淺疼痛和深部疼痛，還會有二度疼痛的現象。

的狀況時，大多只需施以局部麻醉即可。

麻醉順序如下：首先，在腦部頭蓋骨表皮充分地施以局部麻醉藥劑，亦即去除皮膚表面軀體痛的表淺疼痛。接著，同樣以局部麻醉藥去除頭蓋骨表面骨膜的疼痛，這部分是軀體痛中的深部疼痛。如此一來，軀體痛的表淺疼痛和深部疼痛均因為麻醉而失去知覺，便能在頭蓋骨上開洞。換言之，這意味著腦部表面的疼痛感覺系統失去作用。

如此這般分析目前感受到的疼痛，也是理解疼痛的有效方法。

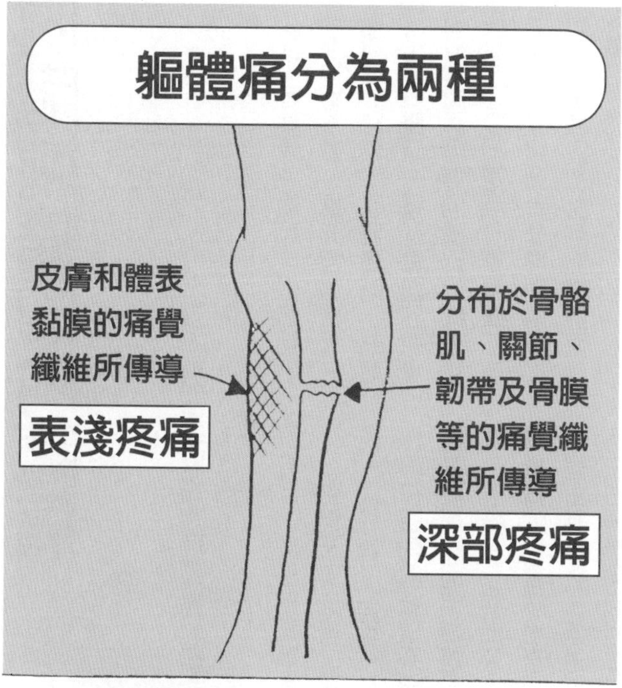

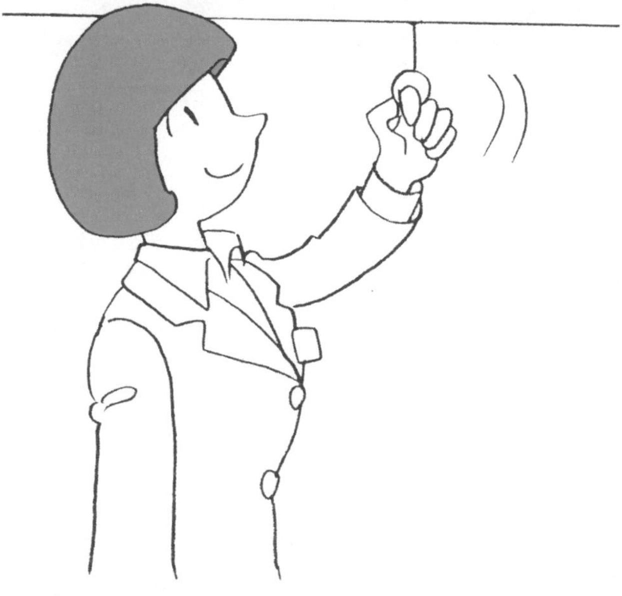

內臟刺痛的內臟痛

無法清楚知道疼痛的程度和部位

表淺疼痛是一種可以確切指出疼痛部位的痛覺，應該沒有人會在膝蓋擦破皮時表示手腕痛吧！然而進行疼痛治療時，還是會遇到患者無法清楚陳訴疼痛的情況，或是隨著地點和時間不同而改變疼痛部位的案例。為了讓讀者簡單理解，在此舉一位患者從初診到治療的案例來說明。

K先生（四十三歲）是某家一流企業的高級主管，工作態度十分積極，堪稱是未來的社會棟樑。有一天他突然出現原因不明的胸部疼痛，卻因為工作忙碌而無法前往醫院就診，於是對疼痛置之不理。

然而幾天之後，疼痛卻變本加厲。大約過了一年，K先生暫停工作前往醫院的循環系統內科就診，因為胸部痛而懷疑是心肺方面的疾病。他接受了胸部X光攝影、心電圖檢查、超音波檢查與核磁共振攝影等所有檢查。但是檢查持續四個月左右，無論如何都找不出胸部疼痛的原因。

他轉往同一家醫院的骨科，檢查自己是否罹患肋間神經痛，並拿了止痛藥和止痛貼布。但遺憾的是胸部疼痛絲毫沒有痊癒的跡象，甚至還覺得比以前更嚴重。

後來K先生到我的診所進行檢查，他雙手按著胸部，一臉痛苦地說：「整天都覺得劇痛，沒有辦法正常工作、睡覺或吃飯。」此外值得注意的是，他表示才覺得疼痛部位在右側，但卻又忽然轉移到左側，一到晚上，疼痛部位就在整個胸口到處移動，隱隱作痛。

然而無論是心臟或肺臟疼痛的可能性，醫院的循環系統內科全都予以否定。即使是肋間神經痛，也從未聽過疼痛部位會移動的案例。

依據我的診斷，我認為是腸胃、肝膽或胰臟發炎引起的疼痛，最有可能的部位是胃部，且以胃潰瘍或胃癌引起疼痛的可能性最大。因此首先必須進行胃部檢查，若是胃癌，狀況便十萬火急了。因此，我拜託認識的醫師替這位病患進行胃鏡檢查。

健康小知識

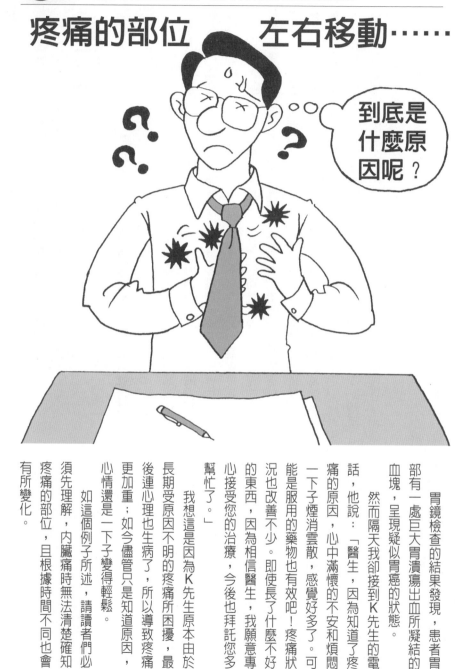

〈輕鬆照胃鏡！〉胃鏡剛開發應用時，據說必須直接將一根又長又直的棒子吞下，猶如街頭藝人表演吞劍一樣。現在則已經改採吞下一條又細又軟的光纖維鏡，而且合併使用靜脈麻醉，讓人可以輕鬆地進行胃鏡檢查。

疼痛的部位　左右移動……

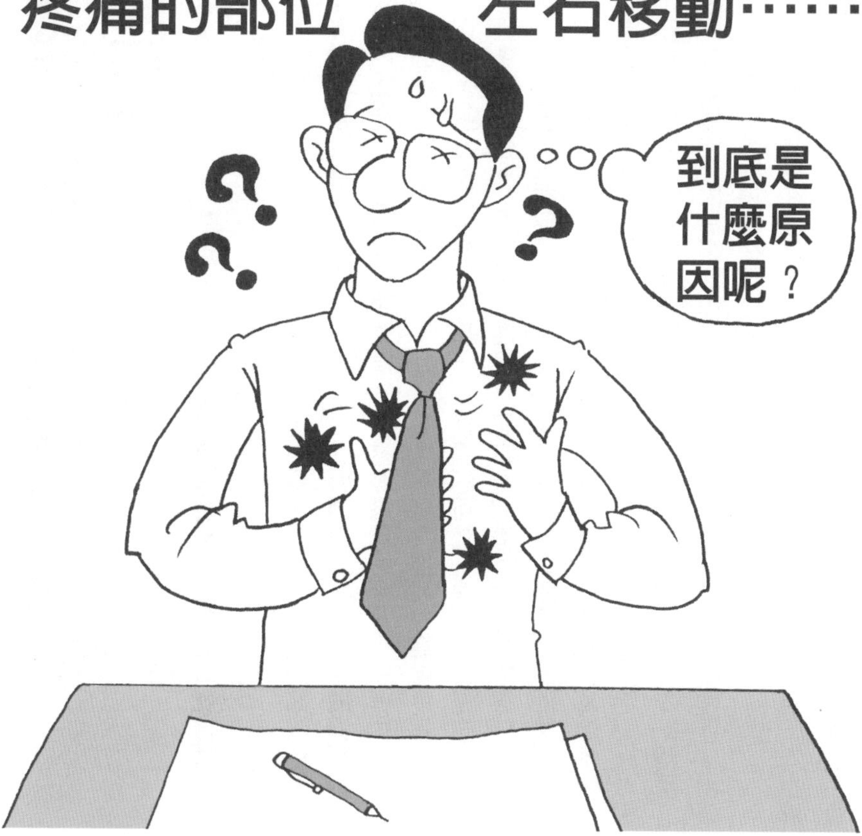

胃鏡檢查的結果發現，患者胃部有一處巨大胃潰瘍出血所凝結的血塊，呈現疑似胃癌的狀態。

然而隔天我卻接到K先生的電話，他說：「醫生，因為知道了疼痛的原因，心中滿懷的不安和煩悶一下子煙消雲散，感覺好多了。可能是服用的藥物也有效吧！疼痛狀況也改善不少。即使長了什麼不好的東西，因為相信醫生，我願意專心接受您的治療，今後也拜託您多幫忙了。」

我想這是因為K先生原本由於長期受原因不明的疼痛所困擾，最後連心理也生病了，所以導致疼痛更加重；如今儘管只是知道原因，心情還是一下子變得輕鬆。

如這個例子所述，請讀者們必須先理解，內臟痛時無法清楚確知疼痛的部位，且根據時間不同也會有所變化。

為何在毫無關連的部位產生疼痛？

疼痛路線受干擾的「關連痛」

上一單元已說明了難以確切獲知疼痛程度和位置的內臟痛。當患者產生內臟痛時，也可能在距離患部甚遠的部位感到疼痛。

例如，有人明明應該是胃痛，但感到疼痛的部位卻不在胃，而是在其周圍的腹部或背部等處。這種體內疼痛在其他部位出現的情況稱為關連痛（Associated Pain）。

到底為什麼會發生關連痛呢？一般認為很可能是因為來自內臟的疼痛與來自體表的疼痛在脊髓部位交錯，再沿著脊髓往上傳導，於腦部感受到疼痛，但感覺卻在這一過程中產生混亂，導致如此的現象。因此醫師必須根據產生關連痛的部位推測疼痛的來源，以進行檢查。

左側背部和心窩處疼痛，胃部疾病的可能性很大；若是右側背部和右側肋骨下方產生疼痛感，極有可能是肝臟或膽囊方面的疾病。

因為膽囊炎等疾病導致橫膈膜發炎，部分患者也會表示肩膀疼痛，這是因為橫膈膜和支配肩膀的神經一樣都是從第五頸椎延伸出來的緣故。

此外，闌尾疼痛（俗稱為盲腸炎）也是關連痛中極具代表性的部位。闌尾雖位於右下腹部，但剛開始覺得疼痛時，是出現在肚臍上方的上腹部正中央。這是由於闌尾的神經和上腹部的神經一樣從第十、十一胸神經延伸出來所引起。

然後隨著症狀加重，發炎現象也會波及腹膜和腹壁，所以第一、二腰神經開始感到疼痛，痛感就限於闌尾所在的右下腹部。

總之，典型的闌尾發炎一開始是在肚臍正上方感到疼痛，而後痛感再慢慢地轉移到右下腹部。

另一種常產生關連痛的疾病是狹心症。罹患狹心症時，患者並不只是單純覺得疼痛，其中大多數都會發生像是遭揪緊胸部那樣的疼痛（絞痛）。

隨著症狀加劇，許多患者也感到左腕出現疼痛。這是因為心臟從身體中心線朝左下方延伸，相較於右側，更受到左側的胸部脊椎神經

健康小知識

〈**心臟疼痛**〉所謂胸部疼痛，包括供給血液到冠狀動脈的血流忽然惡化引起的狹心症，以及血管堵塞導致血流惡化使心肌壞死的心肌梗塞。無論是就疼痛程度或持續時間、死亡危險性等來看，心肌梗塞都較狹心症更嚴重且危險。

■關連痛的原理

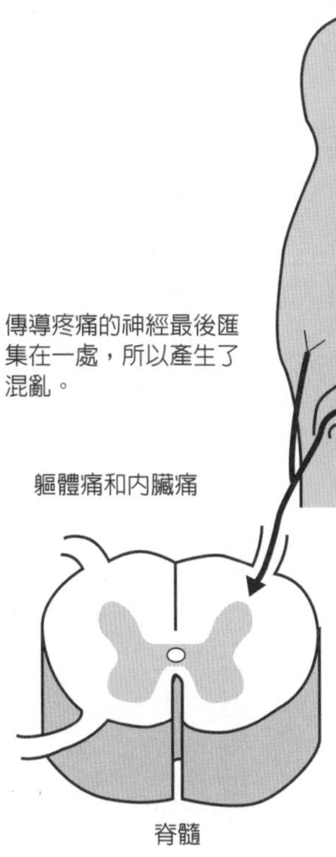

■闌尾炎（盲腸炎）的疼痛傳導方式

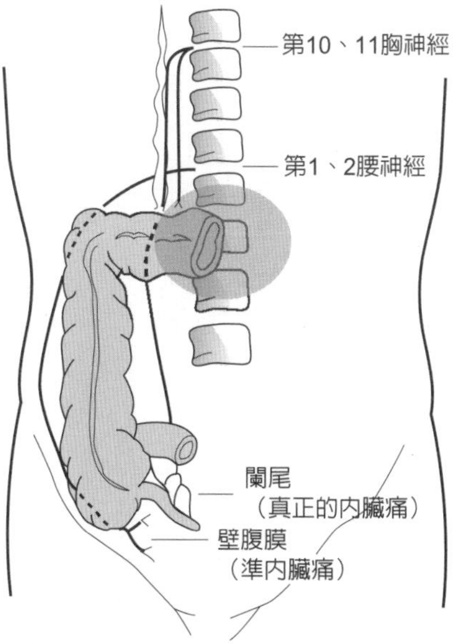

罹患闌尾炎初期會在肚臍部位感到疼痛，這是因為闌尾的神經與上腹部的神經從同一部位延伸出來所致。不久後右下腹部（迴盲部）就會感到疼痛。這種疼痛是壁腹膜受刺激所產生的極限疼痛。

強力支配。由於胸部脊椎神經也支配一部分通往手腕的神經，所以會與心臟的疼痛形成混亂，以致有手腕疼痛的錯覺。

不只是內臟疼痛，牙痛時也會發生一些有趣的現象。

例如，上顎的臼齒蛀牙可能會伴隨耳朵痛的現象，所以一開始患者不會前往牙科，反而去耳鼻喉科求診。但是在耳鼻喉科即使接受各種檢查也不會發現任何異常，導致最後常會診斷為「原因不明疼痛」或「可能是心理因素」。這是由於牙痛並非表淺疼痛，難以判定部位所導致。

但若發炎現象不僅止於牙齒，還擴及到牙肉，便形成表淺疼痛，此時可能就得以判斷部位。因此若放任不管，這顆牙齒也許就難逃拔除的命運了。

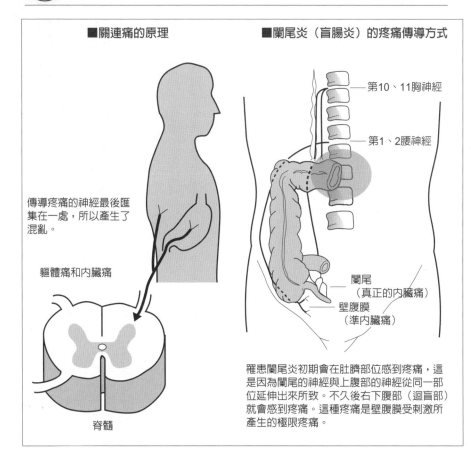

難纏的慢性疼痛真面目

即使疾病已經痊癒，仍然覺得疼痛

一般來說，持續一段長時間的疼痛便稱為慢性疼痛，但疼痛專家卻認為慢性疼痛的定義應如以下所述：其一是持續一定時間以上（時間有一個月、三個月或六個月等各種說法）；其二是即使導致疼痛的疾病已治癒，疼痛仍然持續存在。

疼痛是一種身體發出的危險訊號，也是人類為了維持生命所必備的感覺，但如慢性疼痛這種「即使疾病痊癒仍持續不間斷的疼痛」及「沒有明顯的組織損傷但卻覺得疼痛」，不但對當事人沒有任何好處，甚至讓人困擾不已。

換句話說，慢性疼痛可視為一種「疼痛本身即為疾病」的現象，亦即一種完全沒必要存在的感覺。

慢性疼痛還有一大特徵，就是可有效舒緩急性疼痛的各種治療方式對慢性疼痛卻常發揮不了作用。這也意味著急性疼痛和慢性疼痛在導致疼痛的原理上有明顯差異。

慢性疼痛會使患者身體衰弱、抑鬱、不安、出現睡眠障礙、欲求不滿、發怒、性欲減退、自我評價低、社會活動及家族活動力低落等狀況。這是由於雖然導致疼痛的疾病已治癒或不存在，但患者除了為疼痛所苦外，還負擔了原因不明的疼痛所造成的心理陰影。

簡單說明慢性疼痛，就是「疼痛傳達系統（亦即警報裝置）本身發生異常，或是疼痛訊號一直持續不斷傳送至警報裝置的狀態」，這也可以視為是一種病理性疼痛。

關於慢性疼痛將在後面的章節中詳細說明。慢性疼痛是由於人體原有的疼痛防禦機制出現了問題，所以才使得患者對疼痛的感覺更強烈，再加上對這種狀況感到不安或恐懼等心因性因素增加，疼痛才變得更嚴重。（疼痛防禦機制是指傳達痛覺、控制痛覺的機制）

急性疼痛時，患者的症狀表現在血壓上升、脈搏數增加等交感神經緊張狀態上，但慢性疼痛患者則呈現睡眠障礙、食欲障礙、神經過敏及逃避日常生活與社會生活等狀態，無論如何都像是陷入罹患心理

健康小知識 **〈肚臍裡的黑芝麻和腹痛〉**日本民間傳說拿取肚臍裡的黑芝麻（肚臍汙垢）會腹痛，但在肚臍裡放進橡皮擦屑會使腹痛消失。肚臍離腹部中央的腹膜最近，取黑芝麻會刺激腹膜而導致疼痛，不過即使放入橡皮擦屑也無法止住腹痛。

疾病般的狀態。其中最大的特徵在於患者將疼痛情形說得比真實狀態還來得嚴重，因此甚至發生患者遭到周圍的家人或同事懷疑是不是裝病的情況。

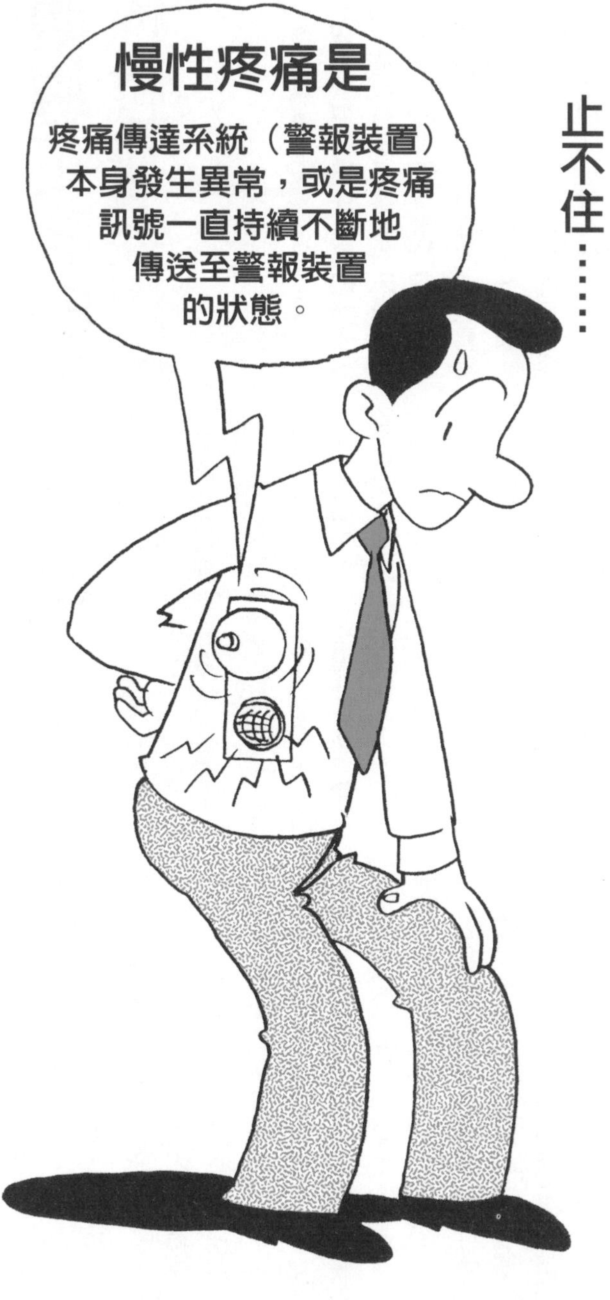
慢性疼痛是
疼痛傳達系統（警報裝置）本身發生異常，或是疼痛訊號一直持續不斷地傳送至警報裝置的狀態。
止不住……

治療慢性疼痛向來公認是一件非常棘手的事，我希望未來能由疼痛科、心理醫療內科及精神科等各科醫師相互合作建立對單一患者進行診治的體制。

在美國，苦於慢性疼痛的患者約六千萬人，他們定期上醫院或於自宅療養所花費的治療費用，以及因為疼痛而無法工作造成的經濟損失，一年總計高達六百億美元。

傳導疼痛的神經受傷

什麼是神經病變性疼痛？

神經病變性疼痛（Neuropathic Pain）堪稱慢性疼痛的代表病症。這是因為傳導疼痛的末梢神經和中樞神經自身受傷引起的慢性疼痛的總稱，亦即因為神經功能異常引起的疼痛，又稱為功能性疼痛。

神經病變性疼痛的症狀包括疼痛長時間持續，也就是發作性自發痛中的持續性疼痛、強烈疼痛每隔一段短時間就會襲擊患者，且會有即使未施以任何刺激也會感到疼痛的觸摸痛（Allodynia）或疼痛過敏、疼痛異常過敏等各種症狀。

神經病變性疼痛是由於各種疾病與各式症狀交相影響而產生，所以什麼情形會引起這類症狀並無法單就一項理由清楚說明。

從近年來的研究發現，產生病變的部位可分為末梢神經（上位運動神經元）、脊髓（下位運動神經元）與腦部（視丘、皮質知覺區與大腦邊緣系統）等三種，而它們各自會出現以下的變化。

例如研究報告指出，末梢知覺神經、脊髓後角、視丘及大腦皮質知覺區的神經元的感受性增大，還有各部位出現包含發芽現象的神經再生、包含去抑制（Disinhibition）現象的疼痛抑制系統的變化，以及情感性、精神性變調等。

接下來我以治療帶狀疱疹和帶狀疱疹後神經痛來進行說明。

帶狀疱疹的致病原因與水痘病毒相同。水痘痊癒後病毒仍潛伏在三叉神經和脊髓的後根神經中，一旦免疫力降低，病毒會再活化，在神經領域再度發生感染現象。症狀從搔癢開始，產生灼熱感的刺痛、電擊痛，然後伴隨失眠等症狀。

帶狀疱疹後神經痛是指帶狀疱疹痊癒後疼痛仍持續的狀況。這是由於病毒在後根神經節破壞神經細胞，知覺神經連帶運動神經都產生障礙。總之是神經自體遭破壞，是一種慢性疼痛、神經病變性疼痛。

其他如腿部骨折治療後，儘管骨骼受傷痊癒，仍出現激烈疼痛、骨折部位及其周邊腫脹，伴隨發汗異常的複雜性區域疼痛症候群第二

> 健康小知識
> **〈要痛不痛最令人困擾〉**「總覺得有點痛……」「現在雖然不痛，但偶而還是覺得痛！」「雖然沒那麼痛，就是會介意。」若患者像這樣無法清楚陳訴疼痛狀況，便難以治療。去醫院前先對自身的疼痛狀態整理清楚，對診治極有幫助。

型（CRPS Type II）。此外，對腿部骨折已不復記憶，患部仍出現發紅、腫脹、發汗及皮膚疼痛等的反射性交感神經失養症（RSD），也屬於一種神經病變性疼痛。

■普通疼痛和神經病變性疼痛

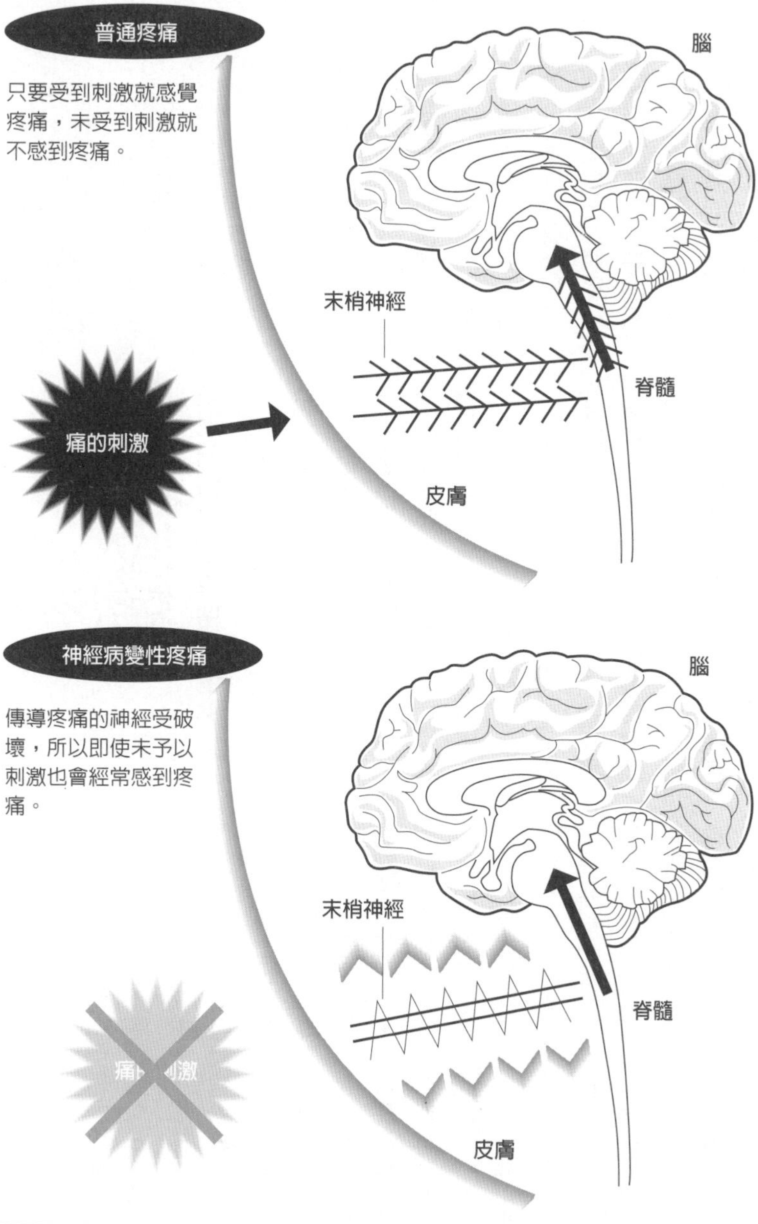
普通疼痛
只要受到刺激就感覺疼痛，未受到刺激就不感到疼痛。
腦
末梢神經
脊髓
痛的刺激
皮膚
神經病變性疼痛
傳導疼痛的神經受破壞，所以即使未予以刺激也會經常感到疼痛。
腦
末梢神經
脊髓
皮膚

沒有腳卻覺得腳痛——不可思議的幻肢痛

疼痛的刺激出現異常傳導？

本單元來談神經病變性疼痛中稱為幻肢痛（Phantom Limb Pain）這種不可思議的疼痛。

有人因為戰爭或交通事故而截肢，照理說，截除部位因為已沒有神經，所以應該沒有任何感覺，然而事實卻非如此，這種在截肢部位產生疼痛的感覺，便稱為幻肢痛。

因為屬於實際上並不存在的感覺，所以被認為是一種幻覺。即使截肢後仍有四肢存在感的幻肢現象發生率約為九○％，其中約數個百分比的比例會轉變為疼痛感。這種現象不僅發生於四肢，乳房、陰莖及內臟等部位也有類似的報告。

幻肢痛最早見於法國軍醫巴雷（A. Pare）在一五四五年的記載，提到即使下肢截肢後數個月，切斷的腳仍感到疼痛，簡直匪夷所思。

不只是感到疼痛，儘管已沒有腳，但卻仍有腳部健在的感覺，據說有的截肢者當天氣一變冷就想穿上襪子，也有在行走時覺得疼痛而想穿鞋的例子。此外，截肢後該部位即使不會再有痛覺，但從其他手術的全身麻醉醒來後，卻仍會有感到疼痛等現象。截肢者受幻肢痛所糾纏的不可思議情況不勝枚舉。

幻肢痛是由於腿部截肢端的神經異常所致，亦即切斷的末梢神經在自行再生過程中自行發出異常訊號的結果。但即使藉外科治療嘗試進行截肢端的整復等，也完全沒有痊癒的徵兆，所以曾有人認為幻肢痛是精神上的問題。但若在截肢端注射局部麻醉藥阻斷疼痛的訊號，就能消除疼痛，所以視為精神因素的說法已被否定，一般認為可能導因於末梢神經異常與中樞神經系統的疼痛感覺部位產生異常。

必須截斷四肢的重大外傷引起的強烈疼痛，其發出的異常訊號使中樞神經系統的活動產生變化，再加上此時因為手術被切斷的皮膚和神經所發出的異常訊號，極可能使得中樞神經系統的疼痛感覺部位更加紊亂。

總之，這是一種猶有許多未知部分尚待探索的慢性疼痛。

健康小知識

〈阿基里斯腱〉阿基里斯是希臘神話中強健的勇者，其弱點在腳後跟的肌腱，亦即阿基里斯腱。「阿基里斯腱再怎麼鍛鍊都切得斷」，是指若切斷此部位，疼痛程度無法言喻。因此在激烈運動前，必須先充分做熱身運動。

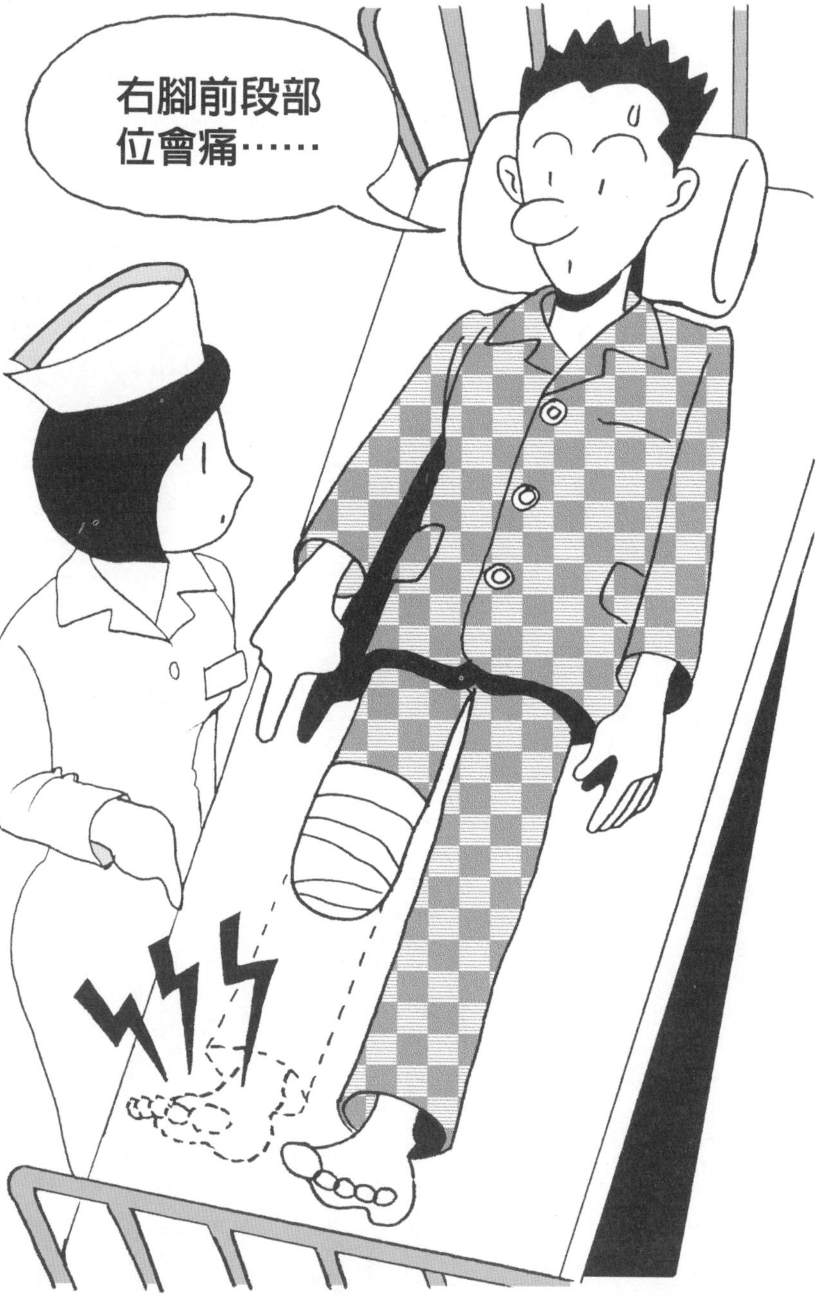

腦部與脊髓損傷引起的慢性疼痛

腦出血、腦梗塞與脊髓損傷等因素

腦部和脊髓受到損傷所引起的疼痛，稱為中樞性疼痛或視丘痛（Thalamic Pain）。

一九○六年，法國人德熱林（J. Dejerine）與魯西（G. Roussy）發表報告指出，視丘障礙患者會產生麻痺、知覺障礙、單側的運動失調及激烈疼痛等狀況，並命名為德熱林—魯西二氏症候群（Dejerine-Roussy Syndrome，或視丘症候群 Thalamic Syndrome）。

隨後的研究也發現，視丘以外的部位——大腦皮質或腦幹等——產生損傷，也會引起相同的疼痛。

腦出血、腦梗塞、脊髓損傷與多發性硬化症等原因所導致的疼痛，便統稱為德熱林—魯西二氏症候群。

最重要的是，若障礙擴及脊髓視丘路徑、脊髓睫狀體路徑與脊髓中腦路徑等部位，便會產生疼痛。這些部位為傳導疼痛的路徑或是鄰近區域，所以這些部位的疼痛被認為是傳導疼痛的路徑本身所引起。

此類疼痛多是由於腦部障礙而併發麻痺等症狀的案例。雖然有的患者是麻痺等輕微症狀且會痊癒，但研究也指出，治療中樞障礙造成的疼痛極困難，且不會自然痊癒。

因為腦出血等引發腦部疼痛的部位發生障礙，患者必須歷經克服麻痺及激烈疼痛等雙重痛苦。伴隨著疼痛的中樞神經系統病變，因為後外側腹側視丘出血，大部分情況下出血側和相反側的痛覺與溫覺會產生障礙。因為疼痛是自發痛，所以對施加皮膚上的疼痛刺激（侵害刺激）也會產生過度反應。

雖然到目前為止已說明關於慢性疼痛的原理，但仍可以說，為慢性疼痛所苦的患者正處於不見出口的隧道中般備受折磨。他們由於激烈的疼痛與不安感、絕望感，還有伴隨這些感受而來的失眠、焦躁及與社會生活和日常生活的疏離感等，不得不過著痛苦的每一天。

即使用止痛藥、抗憂鬱藥、安眠藥等內服藥或酸痛貼布等，甚至進行復健、神經阻斷術、針灸等，疼痛仍舊無法治癒。

健康小知識

〈三叉神經痛手術〉腦動脈硬化壓迫三叉神經，便是三叉神經痛的原因。若到腦神經外科診治，醫生會對患者施以顯微血管減壓術來止痛，因為從源頭阻斷疼痛，所以效果很好。苦於三叉神經痛的人應前往腦神經外科與醫師討論。

腦部和脊髓受到損傷……

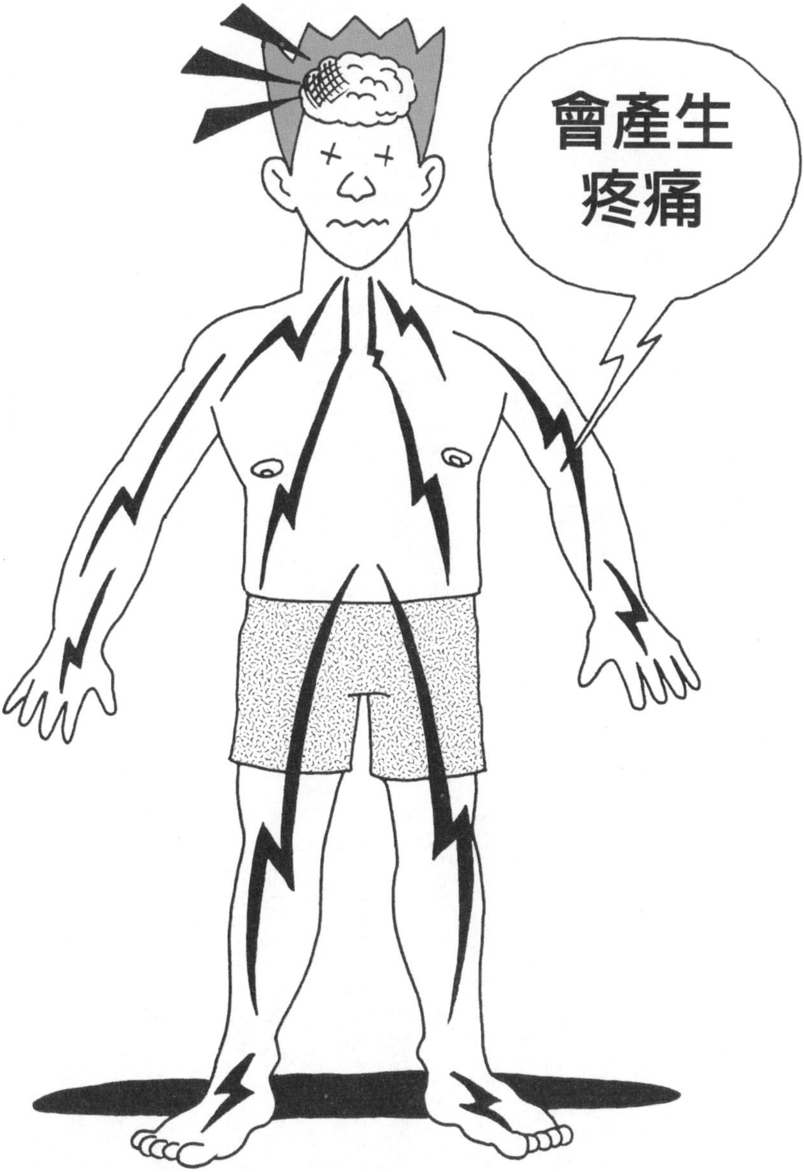

心病也會引起疼痛

壓力等原因引起的心因性疼痛

疼痛大部分是由於某種原因所引起。即使沒有原因，也可能會依據慢性疼痛的症狀和病程決定病名。然而若完全不適用於以上這些病因的疼痛，又該怎麼辦？

人類會因為自身背負的煩惱和壓力，而產生感情上的變化。你是否經常在日常生活中因為煩惱和壓力感覺不安、焦躁，甚至產生疼痛呢？不管是自己的經驗或是孩子不想上學時，是否都曾經歷過忽然肚子痛或頭痛等情況？

也許對人類來說，表示疼痛的行為是一種較簡單的逃避方式。這種沒有任何病因而由心理因素所引起的疼痛，便稱為心因性疼痛。以下介紹典型的心因性疼痛案例。

接近年終的某天，一位快六十歲的婦女因為急性左腰疼痛前來醫院診治。她與這種突然發作的腰痛已斷斷續續奮戰十年，即使接受過各種檢查，都未發現任何異常，自己也煩惱得不知該如何是好。

這次發作時刻她原本正和朋友一起吃晚餐，平日不時發生的劇烈疼痛突然襲來！即使到了我面前，她也毫不掩飾地大叫：「嗚！救救我啊！」同時手按左腰發作部位。

雖然患者的確正受到嚴重疼痛所折磨，但這種疼痛程度未免也太誇張了。我試著施行硬脊膜外神經阻斷術來阻斷她身上疼痛的訊號，雖然達到皮膚感覺喪失的效果，劇痛卻完全沒有減輕的徵兆。

患者在治療過程中仍然持續哀嚎，不斷說話。才覺得她忽然變安靜了，隨即又發作起來，並開始大叫：「嗚！救救我啊！」

我嘗試為她注射少許鎮靜劑，發作的劇痛便立即停止。這天我開鎮定劑給她，要求她下次和家人一起前來複診，便讓她回家了。

第二天，這名婦女與丈夫一起來醫院。我詢問她先生，他表示，因為自己工作忙碌，經常不在家，兒子結婚後又搬離家另住，所以妻子獨自一人在家的時間很長，也就是從那時候起，她開始抱怨自己覺得腰痛。

健康小知識

〈痛就有效？〉 偶爾會見到一些病患打過針後，認為「因為打針很痛，所以一定會痊癒」，隨即便返家。還有些病患即使覺得痛也不吃止痛藥，認為忍耐才能快點痊癒。這樣的想法完全錯誤，疼痛程度與治療效果並沒有任何關聯。

我想患者本身絕對不是裝模作樣，故意表演疼痛的姿態。因為說謊假裝自己覺得痛的人，應該無法忍受必須注射好幾針的疼痛。

所謂心因性疼痛是指心理上所產生的疼痛。在此希望大家理解，這種情況下，患者絕對不是故意抱怨疼痛。

心因性疼痛大多數是由於社會性或精神性的壓力所引起。這種疼痛的特徵，在於對急性或慢性疼痛等有療效的神經阻斷術，對它卻無法發揮什麼作用。此外，發生這種疼痛的患者，也多是性格較神經質且固執的人。

此外，因交通事故而遭車輛追撞，其實狀況算是輕微，卻因為「交通事故＝頸椎挫傷」的既定印象，因而導致疼痛產生，也可以視為心因性疼痛。

煩惱和壓力也會產生疼痛……

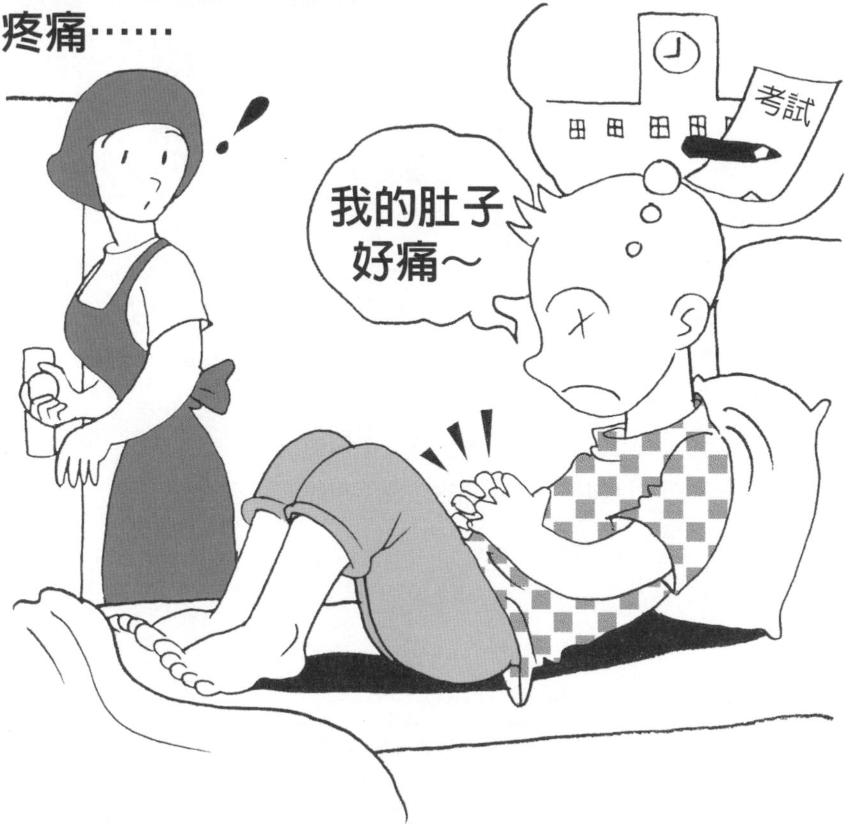

專欄

慢性疼痛與過度依賴醫院

許多慢性疼痛患者會前往各醫院就診，造成所謂過度依賴醫院的情況。

我在進行初診時，一些患者會單方面喋喋不休地說個不停，只要我一開口講話，他便從中打斷，繼續滔滔不絕地說。好不容易患者終於說完了，但當我一提出治療方針時，患者又表示覺得打針好恐怖，所以不想接受注射，然後就這樣打道回府了。

即使患者在電話預約看診時，表示：「無論如何都希望能消除嚴重的疼痛，所以不管要打針或採取什麼治療，我都會忍耐。」但其實這只是說說而已，很可能稍微覺得好過點了，就又回家去。

「讓患者覺得舒服也是醫生的工作……」雖然我曾經這樣安慰自己，但還是擔心這些患者應該也會以如此模式到其他醫院就診。

此外，有的患者四處求醫，但卻堅信自己的疼痛症狀難以痊癒，這樣的人因為疑神疑鬼，不僅不積極說出自己的病情，也不認真聽從醫生的指示，只是一味地覺得「反正自己的病如何都治不好……」

治療慢性疼痛的確有其困難，所以我相當了解患者想放棄治療的感受，其實我自己本身也為左側頸椎椎間盤突出的激烈疼痛所苦。慢性疼痛患者除了面對襲擊自己的疼痛外，也必須力抗奪走自己生命力的惡魔之手。

但若患者一開始就放棄治療，便完全沒有治癒的契機，病情也不會有進步，因此絕對不可以失去設法醫治疾病的熱切期望。

3 章

疼痛的傳導方式

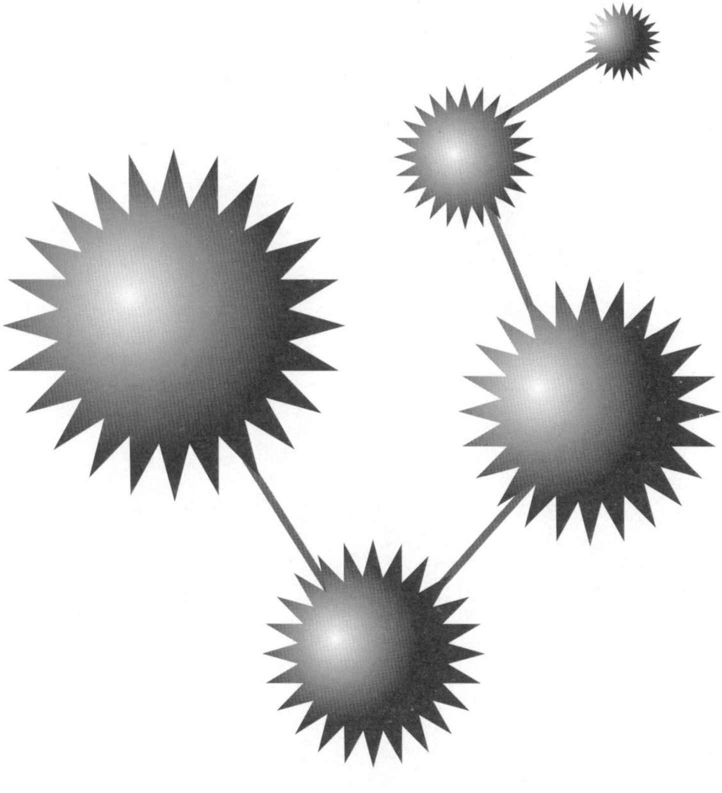

疼痛傳導原理

疼痛的刺激透過神經傳達至腦部

疼痛是以何種途徑傳導？又是在何處感知的呢？

事實上，關於疼痛的原理至今尚未完全明朗化，因此截至目前為止，不斷有各種學說出現或消失。

關於疼痛的原理，最早是在法國哲學家笛卡兒（R. Descartes）於一六六四年發表的《論人》（Treatise on Man）一書中述及。他認為人類體內有一條從皮膚直通腦部的路徑，疼痛便透過此路徑送達腦部。

舉例來說，笛卡兒認為，若把腳靠近熊熊燃燒的爐火，此時身體會產生反應，腳中的微粒子便會進行活動，然後這微粒子透過直通的路徑，經過腿部和背部，然後到達腦。接著，腦中類似警告裝置的部位開始運作。這就是笛卡兒的「火粒子理論」。

此外，笛卡兒也曾提出另一個理論——鐘塔理論。此理論認為，若拉扯繫在教堂大鐘上的繩索，大鐘便會發出「噹噹噹」的鐘聲；但若切斷繩索，大鐘便不會再發出聲響。也就是說，繩索即是刺激來源，而鐘聲則是所謂的痛覺。

在過去三世紀中，「火粒子理論」與「鐘塔理論」其實一直都是人們所深信的有力學說。在某種意義上，也許可以說這段期間裡有關疼痛的觀念並沒有任何進步。

我則以電燈泡和電池為例說明疼痛傳導原理。電燈泡、電池和開關相連，打開開關便點亮電燈泡。亦即在皮膚上有一處感知痛覺的開關，一打開開關，便會從電池中流出電流，透過電線輸往腦，點亮腦中的電燈泡，因而產生疼痛的感覺。電池容量愈大，燈泡的光線就愈明亮，也就是感到非常疼痛。

事實上，疼痛傳導的原理如以下所述：

外界對我們身體引起傷害的刺激，或是可能引起傷害的刺激，稱為侵害刺激。由於受傷或碰撞等各種原因產生侵害刺激，此刺激會自疼痛的受器透過神經傳達至疼痛中樞，使人感覺到痛。

健康小知識 **〈眼睛疲勞的原因是什麼？〉**由於視力異常、眼睛肌肉或視神經疲勞引起的眼部疲累，稱為眼睛疲勞。除了眼部疲累的主要症狀外，多半會併發頭痛或肩膀酸痛等症狀。如果需長時間盯著同一處進行工作，建議頻繁變換視線為佳。

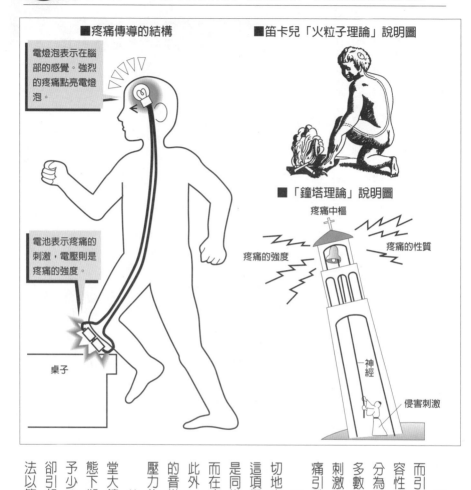

■疼痛傳導的結構

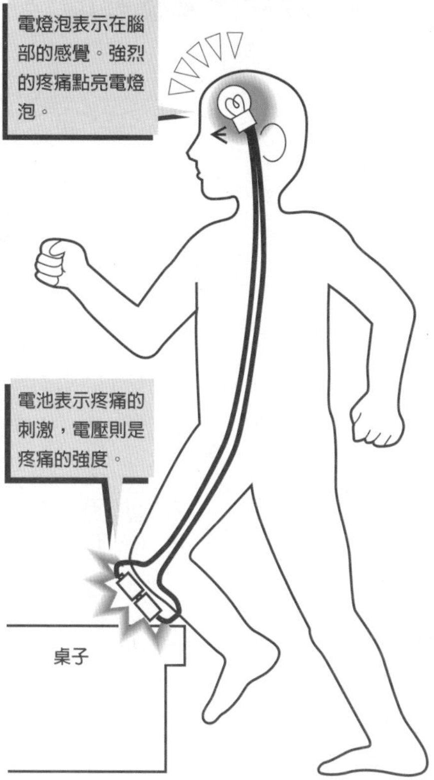

電燈泡表示在腦部的感覺。強烈的疼痛點亮電燈泡。
電池表示疼痛的刺激，電壓則是疼痛的強度。
桌子

■笛卡兒「火粒子理論」說明圖

■「鐘塔理論」說明圖

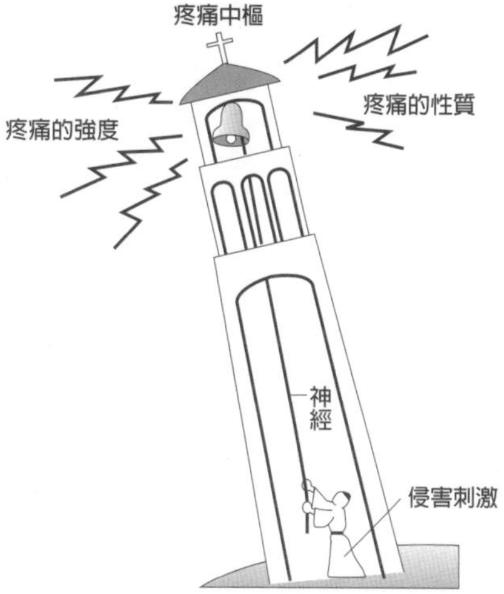

疼痛中樞
疼痛的性質
疼痛的強度

總之，侵害刺激給予受器刺激而引起疼痛，所以亦可稱為侵害受容性疼痛。侵害刺激形成的刺激又分為物理性刺激與化學性刺激：大多數疼痛屬於物理性刺激；化學性刺激則是指稱為「發痛物質」的疼痛引發物質，後文中將說明。

雖然笛卡兒提出的假說非常確切地表現出疼痛，但還是會發生與這項假說不符的狀況。例如，即使是同樣的刺激，也會因為個體差異而在疼痛的感覺程度上有所不同。此外，心情放鬆時或正在聆聽舒緩的音樂時，能令人忘卻疼痛；承受壓力的狀態下則會產生疼痛感。

前文提及的「幻肢痛」若以教堂大鐘來比喻，就是在無繩索的狀態下卻仍有痛覺的案例；或是只給予少許的刺激（只輕微搖晃繩索）卻引起響亮鐘聲的情況。這都是無法以笛卡兒的假說來思考的現象。

疼痛傳導途徑

經由受器→末梢神經→脊髓→腦部來傳導

健康狀況正常的人所感到的疼痛，起因為傷害皮膚或可能造成傷害的刺激，稱為侵害刺激。

對皮膚或肌肉的壓迫、冷熱刺激或有害皮膚的藥品等，都算是侵害刺激。此外，遭有毒水母等生物刺傷時，受刺時的疼痛刺激以及毒液與毒液製造的發痛物質，也是疼痛的發生原因。

由於受到兩種傷害的緣故，所以形成嚴重的疼痛，得花一段時間才能完全治癒。

其次，施加身體上的侵害刺激是由痛覺受器來感知，這種受器存在縱橫分布體內的末梢神經末端。在此部位產生神經興奮，然後轉為神經衝動（Impulse）這樣的神經刺激，再通過神經纖維傳到脊髓。

傳達到脊髓的刺激又是經過何種途徑傳達到腦部？

從脊髓延伸出前根（Anterior Root）和後根（Posterior Root）兩條神經，痛覺訊號主要由有感覺神經纖維的後根傳導，到此稱為初級傳入纖維（Primary Afferent Fibers）。

傳達至脊髓後根的訊號，從脊髓後角進入脊髓中心部。後角有神經細胞，負責接收並處理感覺系統的訊息，並運送分析過的訊息。

接著，在位於脊髓中央部位的脊髓灰質（H型部分）傳給二次侵害受容性神經元，然後通過另一側的前外側索，再從脊髓內部向上傳往腦部，進入腦幹。這一路徑稱為脊髓視丘路徑。

脊髓視丘路徑在腦幹（中腦）又分為新、舊兩條路徑。銳痛主要是通過新脊髓視丘路徑，然後經由視丘傳導至大腦的軀體感覺區，這裡便是疼痛的特定感覺部位。鈍痛則通過舊脊髓視丘路徑，這條路徑傳達至大腦邊緣系統，這區域主要與情感面有關。

由於視丘和下視丘與自律神經系統、內分泌系統及免疫系統有緊密關聯，所以疼痛和情感面也強烈相關。總之，疼痛會造成情感面的變化，情感面也會產生疼痛。

健康小知識

〈高跟鞋是導致女性腰痛的原因？〉高跟鞋或厚底靴會改變腰椎的角度，導致行走變得較困難，也使得腰部負擔加重。近年來年輕女性的腰痛案例漸漸增加，請大家好好思考流行和健康兩者之間孰輕孰重！

■疼痛傳導路徑

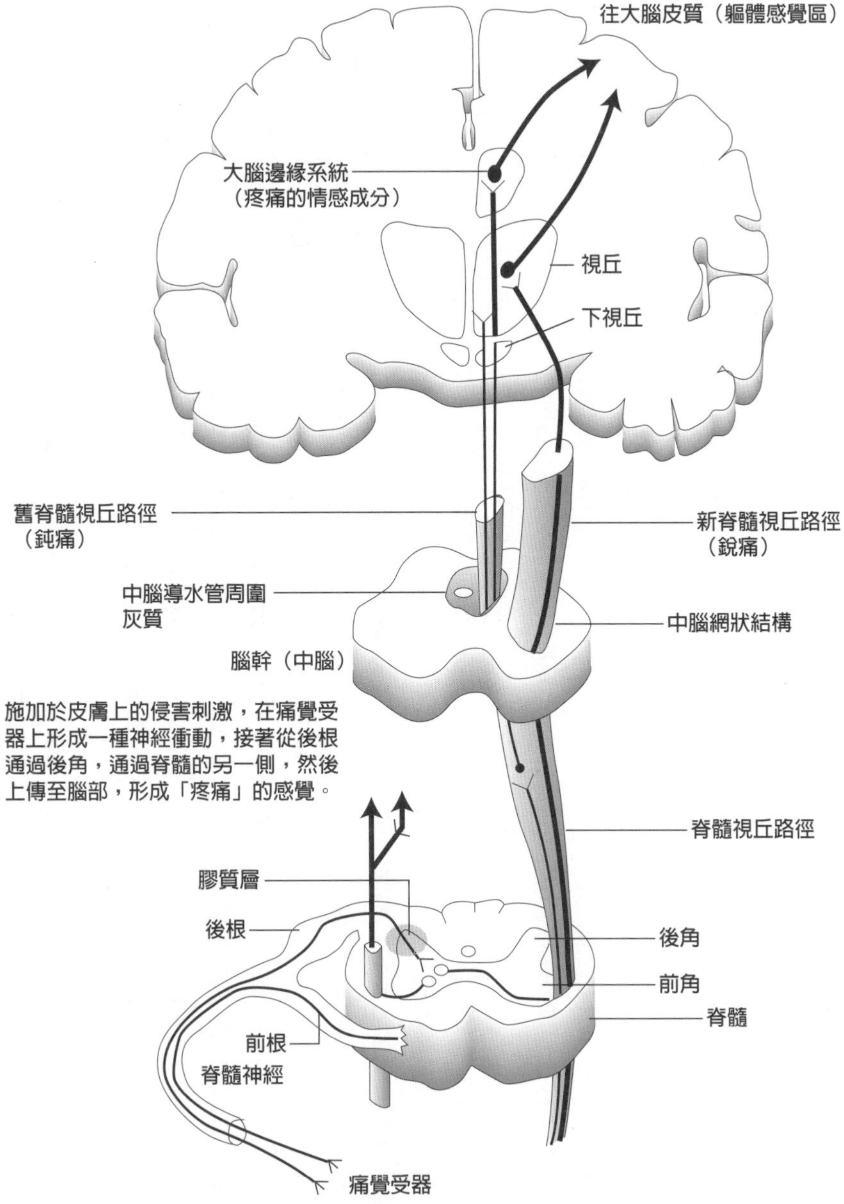

施加於皮膚上的侵害刺激，在痛覺受器上形成一種神經衝動，接著從後根通過後角，通過脊髓的另一側，然後上傳至腦部，形成「疼痛」的感覺。

身體有調節疼痛的閘門？

阻止疼痛通往脊髓和腦部

大家都知道，將在末梢所發生的侵害刺激轉為疼痛感的是大腦，也應該知道傳達這訊號的是脊髓。但不可思議的是，疼痛的原理其實是一種更複雜的運作。

傳達疼痛的脊髓視丘路徑也並非單純只是路徑而已，當疼痛太過激烈的情況下，並不會就這樣直接讓訊號傳遞出去，脊髓視丘路徑還具有將疼痛訊號轉弱的功能。

傳達疼痛的路徑上有一道門，人類能藉由開啓或關閉這道門來控制疼痛訊號，稱為疼痛閘門控制理論（Gate Control Theory），是由加拿大人梅爾札克與美國人沃爾在一九六○年發表。

根據這項理論，脊髓後角的神經會當作「閘門」來運作，加強或減弱從末梢傳往腦部的疼痛訊號。

前文曾提到笛卡兒的假說無法清楚說明的現象，解開謎團的便是疼痛閘門控制理論。

舉例來說，所謂觸覺（碰觸、摩擦等）或壓覺（按壓等）等感覺，由較粗的Aβ纖維來傳遞，但在訊號傳至腦部前，會對關閉閘門產生作用。亦即在脊髓即已阻斷痛覺的傳導。

根據這理論，發生疼痛時，摩擦、搓揉或按著疼痛處等，可說是再合理不過的行為了。

此理論不但能解釋靠按摩或指壓來舒緩疼痛的原理，亦能藉以理解為何撞到頭的孩子在媽媽抱著輕撫下就會停止哭泣的道理。

此外，在影響疼痛強弱的因素中，除了揉搓或用手按壓外，還有所謂心情與感情的情感面部分。這是由於腦中某部位具有抑制疼痛的功用，因此經由刺激腦中這部位而取得止痛效果。

在白老鼠的實驗中，我們獲知以電流刺激中腦中央灰質幾乎所有區域，以及間腦第三腦室周圍灰質，都有止痛效果。

上述這些刺激在脊髓後角的閘門發揮作用，進而舒緩疼痛。這便稱為疼痛的下行抑制系統。

當處於聆聽優美的音樂、聞芬

健康小知識 **〈音樂有效治療疼痛？〉**受激烈疼痛所苦的人，即使讓他們聽「名曲」，他們也缺乏聆聽的閒情逸致，便無法產生任何療效。此外，一般人常理所當然地認為能有效抑制疼痛的當屬古典音樂，但依照資料顯示，搖滾樂其實更有效。

芳的香味、前往他地旅行等放鬆心情的狀態時，這項下行抑制系統便會在閘門處發揮作用，產生舒緩疼痛的功能。

就這樣，人類的身體為了在激烈疼痛中自我保護，在脊髓設置了一道閘門，用來調整疼痛的訊號，而且腦部本身也能啟動這道閘門，控制疼痛的傳遞，可說是具備了雙重防衛功能。

事實上，人類的身體能進行合理且實用的調解，可說是相當了不起。而且人類的身體對於疼痛不但具備雙重防衛，還有其他更了不起的機制。

關於這點，我將在接下來的單元進行說明。

■抑制疼痛的構造

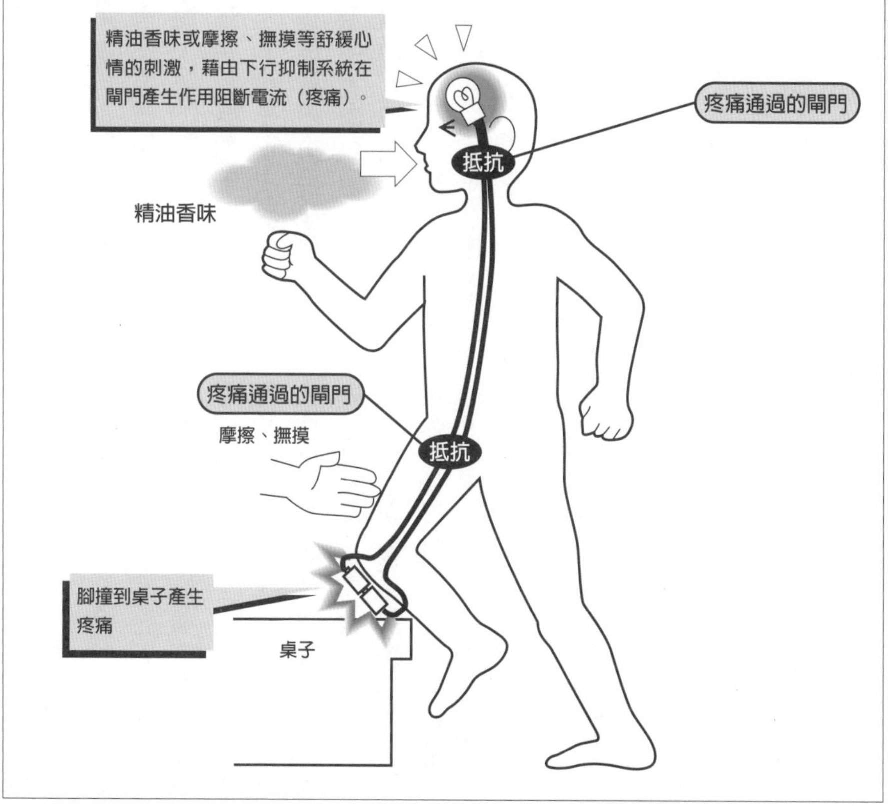

嚴重疼痛轉變為愉悅感的原因

腦中分泌產生愉悅感的物質

人類在達成某個目標時，會沉浸在滿足感和成就感中。目標愈大或愈不可能實現，達成時的滿足感和成就感也愈大。

所謂高成就感的目標，可以舉登山和馬拉松為例。登山是一種在極限中的自我挑戰，當然也有輕鬆進行的團體登山活動，但這裡是指在極限狀態下進行的嚴苛登山。明明過程很痛苦，但不知為何，登山客還是以登頂為目標。馬拉松也是一樣。對人類來說，四十二．一九五公里幾乎是能勉強完成的最極限距離，但不知是不是由於近年來健康熱潮推波助瀾，挑戰全程馬拉松的業餘選手人數愈來愈多。

人們明知箇中艱苦，但為何還是要挑戰登山和馬拉松呢？我想這是因為人們認為在達成目標後，充滿內心的滿足感和成就感足以讓人心情舒暢的關係吧！就像施打麻藥般，這樣的活動令人心情愉快。可以將此當作馬拉松運動的「跑步者的愉悅感」（Runner's High）。

當然，不只是登山或馬拉松，嚴苛的運動一旦超越肉體極限，本該是痛苦的嚴酷刺激也會變成一種類似愉悅感或恍惚感的感覺。

SM（Sadomasochism）的簡稱，性虐待）遊戲又是什麼原理呢？如果按照前述理論，似乎就能明白施加疼痛虐待者的樂趣所在了（雖然我自己並沒有這方面的興趣）。但是我至今仍無法理解，為何就連被施加疼痛虐待的人也會產生愉悅感？他們被滴蠟燭，或又被鞭打，或又被繩索綑綁著……

也許處在某種極限狀態下，對於人體施以超越人類理解範圍的刺激，腦部便會分泌出某種將這種刺激改變成愉悅感的物質。事實上，目前發現處於極限狀態下的腦部會分泌類似麻藥的物質，稱為腦內嗎啡，不僅有舒緩疼痛的效果，也能發揮在極限狀態下將痛苦轉變為愉悅感的作用。

至於人類在放鬆或靜坐瞑想時是否會產生腦內嗎啡這種物質，仍有許多爭論，至今尚未確切釐清。

健康小知識 **〈性病與疼痛〉**梅毒、軟性下疳、性病性淋巴肉芽腫及淋病是四大性病。梅毒患者在大多數情況下都不會疼痛，軟性下疳和淋病則會造成強烈疼痛。其他諸如性器官疱疹也會產生劇痛。因此要避免感染，性行為時還是應該戴保險套！

但是就腦內嗎啡舒緩交感神經的緊張而言，由於疼痛閘門關閉的緣故，所以確實能有效舒緩疼痛。關於腦內嗎啡，我將在下一單元中詳細說明。

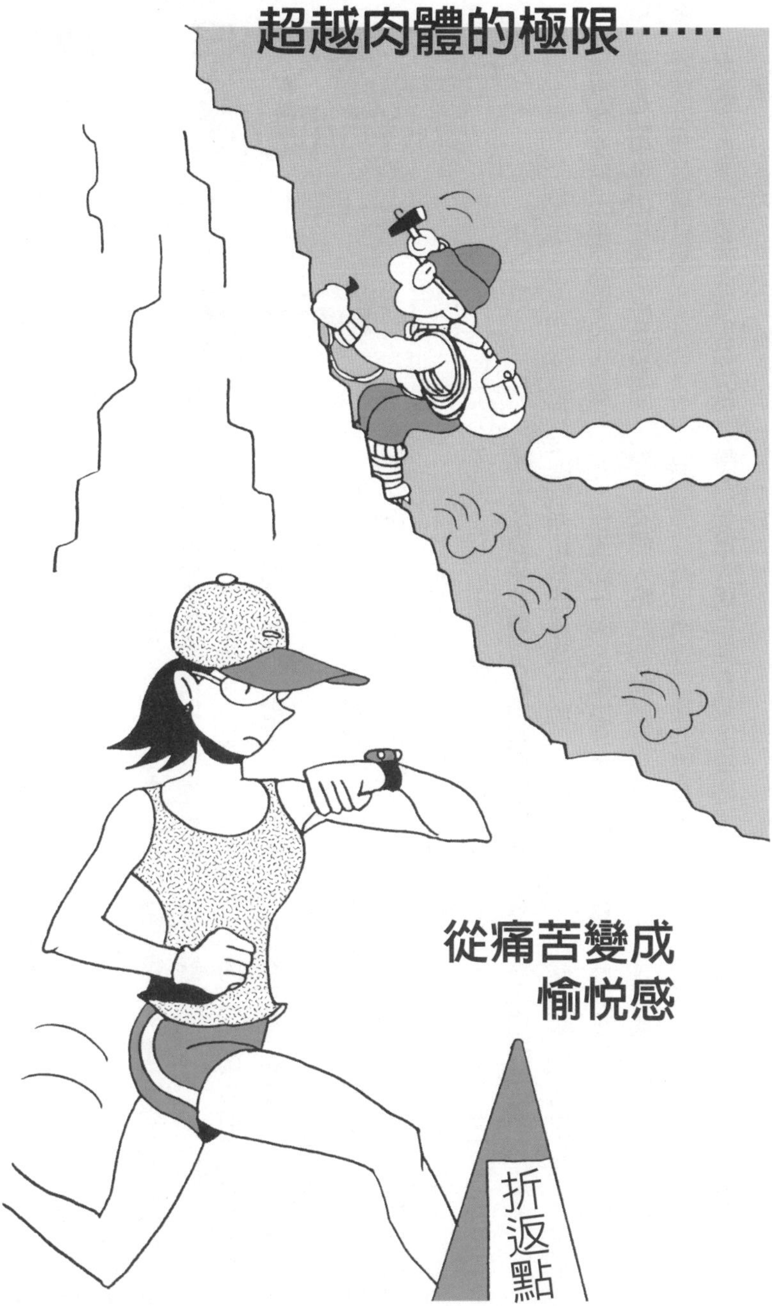

產生痛感時分泌的嗎啡

腦內啡和腦啡

治療疼痛時多半會使用止痛藥劑，若要從中選出止痛功能最強的藥，我想就非麻藥莫屬了。

麻藥中最具代表性的是從罌粟種子提煉出的鴉片。這種麻藥早在距今五千年以前便開始當作止痛藥使用。

一八〇六年，自鴉片中發現提煉物質——嗎啡。嗎啡一語源自希臘語的夢神摩菲斯（Morpheus）。從一八三七年左右注射器發明以來，嗎啡便應用於施以皮下注射，輕而易舉便能獲得強力止痛效果。

一九七〇年代，發現了人體內對嗎啡產生反應的部位（受器）是在腦內。接著人們也發現，嗎啡與這受器結合，便會出現止痛效果。

人們還發現嗎啡與其他止痛藥不同，它之所以擁有超強的止痛作用，是因為能與位於神經細胞表面的受器結合的緣故。

但如此一來，便出現了新的疑問：我們人類應該幾乎沒有機會在自然界中攝取嗎啡這樣的物質，可是為什麼人體中卻會有這樣的受器存在呢？

研究結果發現，人類體內存在著與嗎啡受器進行特殊作用且與嗎啡極相似的物質，這便是生物體內存在的嗎啡，稱為「內因性嗎啡」（腦內嗎啡）。正因為有這樣的物質，所以人體才需要有進行該作用的受器。

內因性嗎啡的代表是腦內啡（Endorphin）和腦啡（Enkephalin）這兩種物質。腦內啡的英文，是由表示生物體內的「endo-」與嗎啡「morphine」兩字結合而成的字彙，腦啡英文則是由表示內部的「en-」與表示頭部的「kephalo」兩字結合成的字彙。

腦內啡的作用是在脊髓中阻礙釋出傳遞疼痛的神經傳導物質，意即為了不讓疼痛信號傳達至腦部而進行阻礙，具有舒緩疼痛的功效。

雖然腦內啡的種類很多，其中止痛作用最強的是β腦內啡，據說無論是登山、跑馬拉松或進行SM遊戲時，讓人類感覺愉悅的便是這

健康小知識

〈腰痛與溫泉〉泡溫泉、吃美食，忘卻工作煩惱，全身盡量放鬆，如此一來，既溫暖身體，也會切斷疼痛的惡性循環。由於加強疼痛的下行抑制系統，腦內嗎啡便釋放出來。然而若是發生急性疼痛時則不可熱敷，冰敷才是上策。

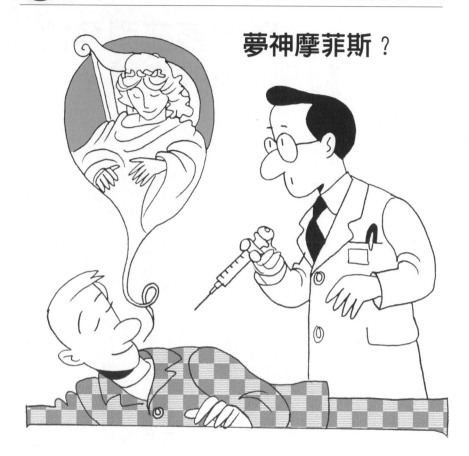

夢神摩菲斯？

種物質。但若數量過於稀少，便無法檢查出來，所以至今還無法確切了解，人們心情放鬆或瞑想時，體內是否會自行分泌這樣的物質。

現在已經可以清楚得知的是，β腦內啡主要存在於腦部下視丘，當人體感到疼痛或痛苦時，它便會被釋放出來。換句話說，人類打從一出生起，就天生具備舒緩疼痛的功能了。

人類的身體就是這樣，既對疼痛設置了一道閘門，以調節訊號強弱，又能以腦部刺激來抑制疼痛，還在體內自行製造麻藥等，採取雙重或三重準備來對付疼痛。

這也意味著，就是因為疼痛對人類有極大的負面影響，所以人體才會構築這一套舒緩疼痛的系統。

是否存在引發疼痛的物質？

辣椒裡的辣椒素

本單元我想從另一方面來探討，談談關於形成疼痛的物質。

舉例來說，請想像一下在皮膚上塗辣椒或芥末時的情形，是不是光用想的就覺得痛（辣？）呢？

前文曾提到侵害刺激直接刺激痛覺受器，引起疼痛，但除此之外，受到侵害的組織會製造產生疼痛的物質，也會因此產生或增強疼痛。這種形成疼痛的物質，便稱為發痛物質。

發痛物質包括辣椒中內含的辣椒素（Capsaicin），其他常見的還有前列腺素（Prostaglandin）、緩動素（Bradykinin）、血清素（Serotonin）、組織胺（Histamine）等。

如果辣椒中含的辣椒素沾到舌頭等部位，舌頭表面一開始會出現溫熱感，然後人們便會因為漸漸感到疼痛而大叫。有趣的是，接下來由於破壞了神經纖維，反而會形成感覺不到疼痛的現象。

嚴重疼痛中最具代表性的是前文曾談過的帶狀疱疹後神經痛，這是一種難治的棘手疾病。然而最近有研究指出，辣椒素破壞神經的功能已確立並應用在治療上，可當作抑制疼痛的一種方式。

最強力的發痛物質是緩動素，它也是發痛物質中第一種受確認的物質。緩動素不但會在神經末梢產生作用，形成帶來疼痛的刺激，而且也會波及血管。

此外，因為引發蕁麻疹等導致皮膚發癢而為人所熟知的組織胺，是引發皮膚疼痛的常見發痛物質。

血清素則是血液凝固時從血小板釋放出的一種物質，與因為血栓症、心肌梗塞或蜘蛛膜下腔出血等血液相關疾病所導致的疼痛有關。據說血清素也與偏頭痛相關。

前列腺素則有增強緩動素發痛作用的效果。阿斯匹靈與引朵美洒辛（Indomethacin，一種非類固醇類消炎止痛藥）等消炎止痛藥可抑制前列腺素分泌，發揮止痛效果。

健康小知識

〈**生理痛原因**〉生理痛包括生理期前黃體素引起的下腹疼痛、腰痛與乳房脹痛的經前症候群，以及生理期時腹痛、腰痛或頭痛等的月經困難症。月經困難症起因於子宮頸伸展不良，導致經血無法順利排放或前列腺素分泌過剩所致。

形成疼痛的物質
稱為發痛物質

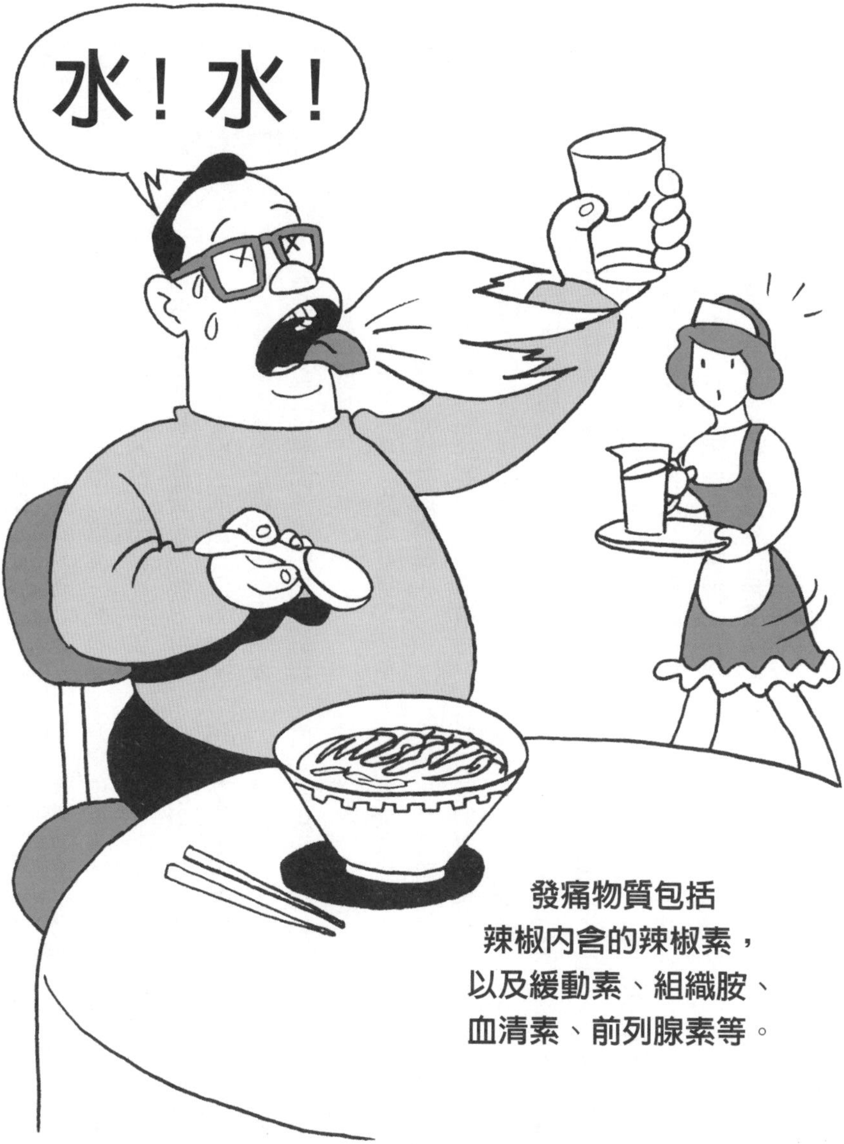

發痛物質包括
辣椒內含的辣椒素，
以及緩動素、組織胺、
血清素、前列腺素等。

疼痛引起的疼痛

切斷「疼痛的惡性循環」

疼痛種類還包括「疼痛所引起的疼痛」。

舉例來說，肩膀酸痛時卻仍然放任不管，咬牙忍耐，疼痛便會擴及背部、手腕到頭部，甚至引起頭痛。大多數人應該都經歷過原本不起眼的疼痛症狀卻在短時間內突然變得更嚴重的狀況吧！為什麼放任疼痛不管會加重疼痛症狀呢？

這是因為身體一旦產生疼痛，該部位便發生局部交感神經緊張，導致血管收縮、血流不順暢。

以汽車為例，亦即汽油減少，便會產生引擎停止運作、狀況變差等狀況；所以若血流不順暢，肌肉和神經便會產生異狀。

如前文所述，血液循環變差會產生引發疼痛的發痛物質。

當肌肉和神經的血流不順時，實際上會發生什麼樣的異狀呢？

簡單來說，肌肉和神經營養不足，使得肌肉變僵硬，也會產生「硬結」這種硬化狀態。由此產生的發痛物質，也因為血流不順而無法排出，長久停留在該部位，逐漸地累積，導致疼痛加劇。接著當神經受到損傷時，狀況變得更嚴重。

若因此放任疼痛不管，會使得疼痛狀況惡化。如果因為覺得只是輕微疼痛便置之不理，日後會逐漸演變成嚴重的狀態。這種狀態便稱為「疼痛的惡性循環」。

所以，早期階段便切斷疼痛的惡性循環是治療疼痛的最佳方法。

治療方法中，以增加血液流暢度、舒緩交感神經緊張為最佳的治療方式。

一般來說，多半是藉由服用維生素、針灸或按摩等方式來緩解。但遺憾的是，疼痛的惡性循環並非輕易地就可以切斷。

如果要完全切斷疼痛的惡性循環，唯有利用本書在後文中將介紹的神經阻斷術，才能達到效果。

健康小知識

〈**香菸與疼痛**〉疼痛加劇時，禁菸可以得到最好的效果。由於尼古丁會使血管收縮，一氧化碳也讓氧氣的搬運能力變差。此外，香菸還容易造成膽固醇附著在血管壁，導致血液流動惡化，形成疼痛的惡性循環。

■疼痛的惡性循環

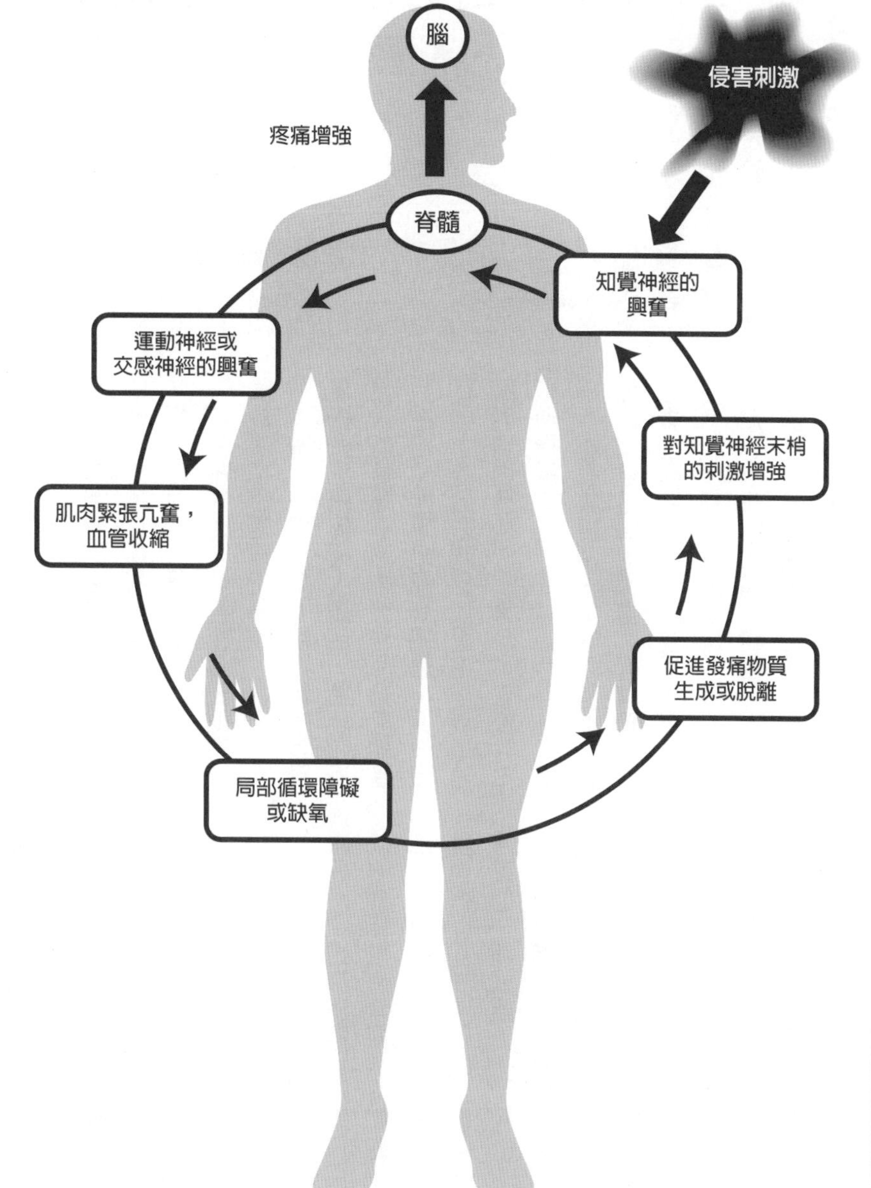

增強疼痛物質與減輕疼痛物質

去除壓力、適量飲酒及運動的效果顯著

就如到目前為止所說明的，疼痛會由於各種原因而增強或減弱。例如常為疼痛所苦的獨居老婆婆，到了逢年過節等全家團聚的時刻，便會忘記疼痛、笑逐顏開。還有當熱衷於自己喜歡的事時，多半也能讓人忘卻疼痛。

至於工作量過重而焦躁不堪或是累積壓力太大時，也會發生原本平日未感覺到的疼痛擴大或變嚴重的情況。所以如果與不喜歡的上司共事，也可能讓疼痛症狀更惡化。

仔細想想，我們生活周遭存在著許多增強疼痛的事物。

舉例來說，早上起床後抱著疼痛去上班已夠讓人痛苦，還要在擠滿人的捷運車廂中如沙丁魚般地受到壓迫，連呼吸都有困難，偏偏隔壁男士的髮油味又很濃……我想如果遇到這種情形，勢必也會使疼痛變得更嚴重。

相對來說，一般人平時並不會發現減輕疼痛的因素，但其實這些因素也充滿在我們的生活周遭。包括令人心情愉悅的音樂，或是香味四溢的咖啡讓人讚不絕口，至於醇美的紅酒和白蘭地在酒杯中閃爍搖晃，則是世界上最美妙、能令人忘卻疼痛的奢華享受。

放鬆的狀態就是身體為了製造忘卻壓力的狀態，因而開始運作抑制系統，以減輕疼痛。

許多人因為疼痛而無法出外旅行，但若能下定決心踏出家門，也許會發現全新的與疼痛相處方式。

附帶一提，飲酒又是基於什麼原理呢？因為酒精有麻醉作用，所以的確被視為有抑制疼痛的效果；加上酒精能增加血液流量，疼痛本身也得以抑制，所以也能當作擊退疼痛的一種武器。

但這裡有一個問題：通常聽到酒精對治療疼痛有效果而覺得「好極了！」的患者，應該是喜好杯中物的人，也多半屬於一喝酒就停不了的類型。我懇切地希望大家能注意適度飲酒，千萬別過量。

最後來談談運動。我常發現有的人覺得必須每天固定運動，因此

健康小知識 〈酒精與頭痛〉大量喝酒精性飲料會導致腦部血管擴張，並引發頭痛。初期的頭痛因為飲酒後人體呈現亢奮狀態，所以不會注意。宿醉引起的頭痛則是由於肝臟的代謝物乙醛（Acetaldehyde）與乙酸所造成，其症狀輕重因人而異。

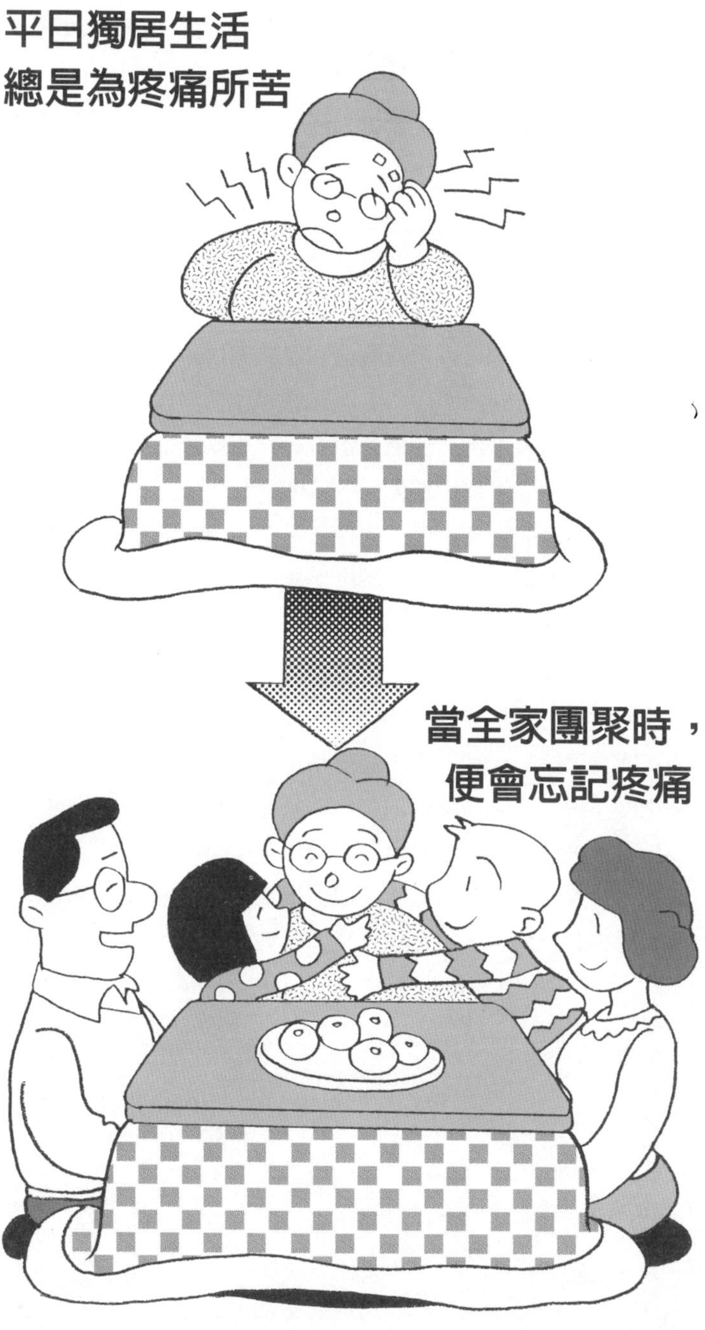
平日獨居生活
總是為疼痛所苦
當全家團聚時，
便會忘記疼痛

即使感到疼痛，也勉強自己步行好幾小時。雖然運動量不足也許真的是產生疼痛的原因，但當受疼痛所苦時，進行平常不會做的運動，卻會造成反效果。運動須在輕鬆愉快的狀態下短時間進行才是最大的享受；若如做苦工般勉強自己投入，即使能放鬆心情，也可能變成增強疼痛的因素，請大家格外注意。

專欄

疼痛排行前三名

無論是哪一種疼痛，都會帶給人痛苦的感覺。以下特別列舉出日常生活中疼痛排行的前三名。

在此所談及的疼痛並沒有程度之分，大致上入選的有：第一是三叉神經痛，第二是帶狀疱疹與帶狀疱疹後神經痛，第三則是腦溢血後產生的疼痛。

三叉神經痛是指吃飯、刷牙或只是觸碰到某物時所突然引起的劇烈疼痛。因為在日常生活中對臉部小小的刺激就會引發令人痛苦的疼痛，所以患者每天都過得很辛苦。雖然藉由進行神經阻斷術能馬上減輕疼痛，但要完全去除疼痛可能也需數月的時間。

帶狀疱疹是神經本身因疱疹病毒產生感染，患者常會產生非常激烈的疼痛。由於和濕疹的疼痛混雜，所以就連內衣碰觸到皮膚也覺得很痛，巴不得一整天都不要穿衣服。

帶狀疱疹先是讓皮膚出現刺痛感，令人很難受；約莫兩天後會開始冒出伴隨水泡的濕疹，轉變成激烈的疼痛。如果在患病初期就遵循醫師指示服用抗病毒藥劑，症狀應該不會變得太嚴重。但如果拖延治療或患者本身免疫系統太弱，便會轉成帶狀疱疹後神經痛，到這一地步便必須以硬脊膜外神經阻斷術等為主進行治療。

腦溢血後產生的疼痛是連開業醫生也難以治癒的激烈疼痛，通常我會勸患者前往大型醫院接受治療，這也是一種非常痛苦的疼痛。

4 章

藉藥物消除疼痛

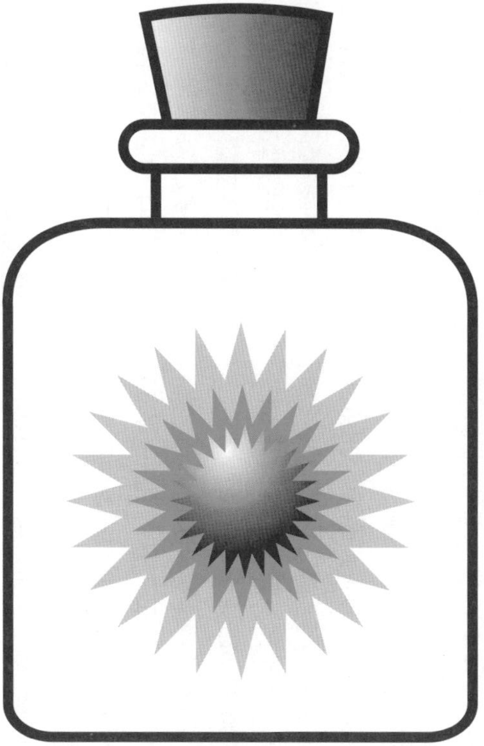

止痛藥有療效的原因

非類固醇類消炎止痛藥的療效原理

說到平日經常服用的藥，你會想到哪些？腸胃藥？或是頭痛藥？

腸胃藥和止痛藥，無論是藥局販售的成藥，或是醫師開立的處方藥，多達千百種。

感冒引起的頭痛與喉嚨痛、司空見慣的偏頭痛、生理痛與牙痛等疼痛來襲時，我們通常最先服用的止痛藥是阿斯匹靈（Acetylsalicylic Acid，乙醯水楊酸）或是服他寧（Voltaren）。這些屬於非類固醇類消炎止痛藥（NSAID），經常用於治療輕度到中度的疼痛。

尤其是阿斯匹靈，可說是最具代表性的止痛藥。一八九七年，德國化學家霍夫曼（F. Hoffmann）以乙醯水楊酸經過化學作用所合成；兩年後由德國藥理學家德瑞瑟（H. Dreser）應用到臨床治療上。此後這項以阿斯匹靈為商品名的藥物，便長期稱霸止痛藥領域。

與阿斯匹靈性質相似的藥，人們熟悉的還有百服寧（Bufferin），也是乙醯水楊酸類的止痛藥。

阿斯匹靈等屬於非類固醇類消炎止痛藥，究竟能抑制身體哪些部位的疼痛呢？

舉例來說，給病人NSAID口服藥，針對因流血引起的疼痛和發炎症狀，直接在患部發生作用，能有效減弱產生發痛部位中某種酵素的作用，並抑制前列腺素分泌，進而緩解發炎和疼痛。雖然對中樞部位也有止痛作用，但相對而言對末梢部位的疼痛抑制作用較有效。

NSAID除了止痛和消炎作用外，也有解熱作用和抗血小板作用，所以也常用於治療感冒症狀。

NSAID大致區分為酸性消炎藥與鹼性消炎藥。阿斯匹靈即是酸性消炎藥的代表，具有強力的止痛作用，但卻有一定的副作用。

阿斯匹靈在消化系統方面的副作用特別多，常見的如脹氣、嘔吐與消化不良等，長期服用也可能導致胃潰瘍。研究報告也指出，服用阿斯匹靈，還可能出現諸如抑制血小板功能而誘發出血、耳鳴或過度換氣症候群等。

健康小知識

〈**酒精與疼痛**〉前來診所接受疼痛治療的患者常詢問我：「可以喝酒嗎？」雖然酒精具有麻醉和增加血流的作用，但如果因為能止痛就飲酒無度，最後反而會導致肝臟損壞的不良後果。

阿斯匹靈稱霸止痛藥世界！

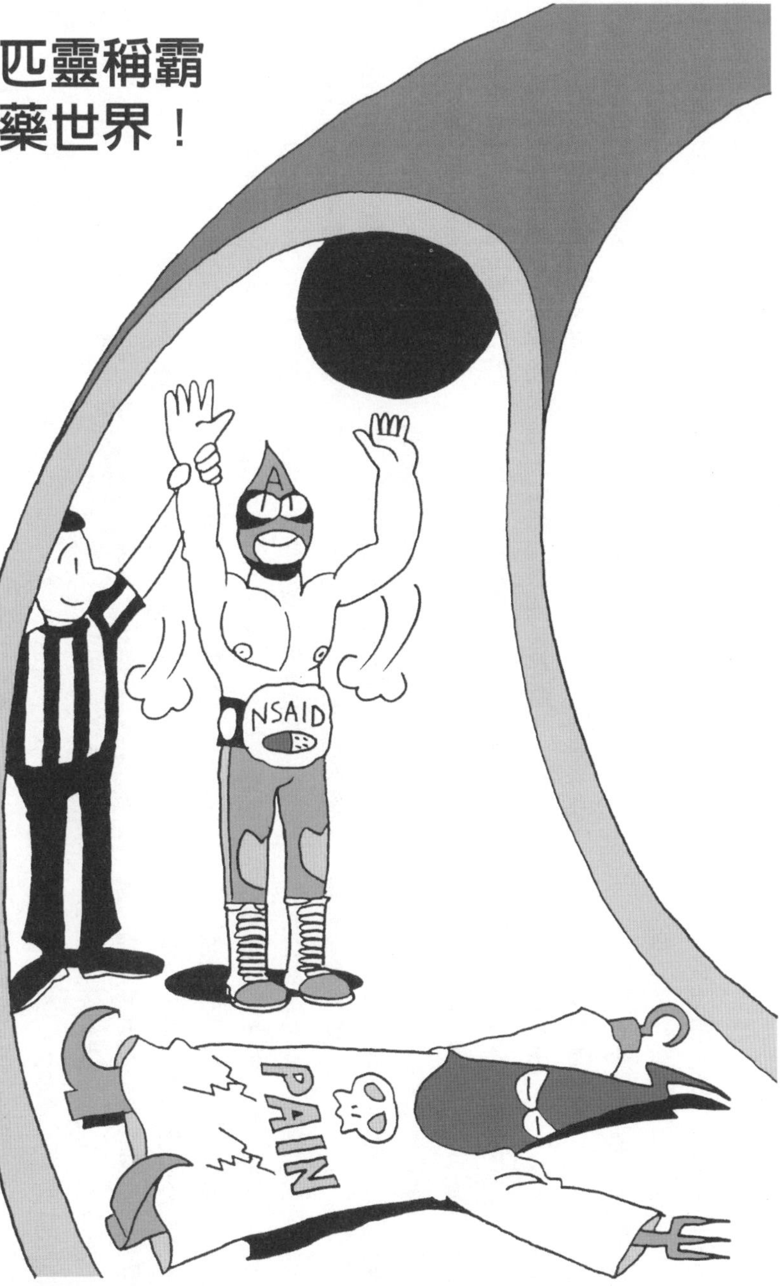

類固醇是重要武器

謹守正確使用方式，就不怕沒效果

提到「類固醇」，會不會讓你浮現「是危險物品」的印象呢？

不知道什麼原因，如今類固醇被媒體渲染成是非常負面的藥，讓許多人產生「開立這種藥給患者的醫生就是罪大惡極之人」的印象。但若是請教開立類固醇的醫生，他們卻都表示，類固醇是一種非常好用的藥，許多病例也都以它為最後仰賴使用的藥。至於使用的患者也因為類固醇有效舒緩疾病症狀，而認為它是一種魔法般的藥。但不可諱言，患者會擔心由於藥效極佳，相對地也有不小的副作用。

如果使用類固醇的方式錯誤，的確可能會因此產生「戒斷症狀」（Rebound），導致患者發生強烈的副作用。但我認為這並非類固醇不好，問題是出在未完整說明藥物使用法的醫生，以及未好好遵守正確使用方式的患者。

因為媒體對此只會報導「使用類固醇將引發戒斷症狀」，所以拒用類固醇的患者大增，而這些人卻會因疾病症狀惡化受折磨。此外，也有若少量使用類固醇便可改善症狀，卻因無以言喻的恐懼感而拒絕使用，導致病情惡化的案例。

一九四九年，美國人亨奇（P. S. Hench）等發現，腎上腺皮質激素（Adrenal Corticosteroids）中的氫化可體松（Cortisol）對類風濕性關節炎能發揮奇效。以此為契機，類固醇的抗炎作用逐漸受到矚目，進而用於治療其他發炎症狀。

類固醇多半應用在類風濕性關節炎等自體免疫疾病，以及異位性皮膚炎和花粉症、氣喘等過敏性疾病等疑難雜症上。

目前用於醫療上的類固醇（腎上腺皮質激素）藥劑是糖皮質類固醇（Glucocorticoid）以及礦物皮質類固醇（Mineralocorticoid），一般最常使用的是由二十一個碳原子構成的糖皮質類固醇。

類固醇的醫療用途，主要是消炎、免疫功能抑制作用，其他還會影響醣類代謝、脂肪代謝及電解質代謝等。

健康小知識

〈**風濕病的疼痛**〉風濕病會疼痛是由於骨骼與關節變形、骨膜發炎等所引起。初期服用止痛藥尚有效，但隨著病情發展，到後來非類固醇就無法治療。風濕病會導致全身關節變形或發炎，由於頭骨變形會影響到脊椎，必須格外注意。

使用在治療疼痛時，具有抗發炎作用等功效。專門進行疼痛治療的疼痛科在進行神經阻斷術的治療方式時，也會使用類固醇，它能鎮靜產生疼痛的發炎神經，達到去除疼痛的效果，此點將在以下的章節詳細說明。

以類固醇為治療疼痛首選藥的是類風濕性關節炎。以類固醇治療類風濕性關節炎，不僅能抑制關節疼痛，也能抑制風濕病症及關節發炎症狀，效果極佳，所以自施藥開始便能立即改善症狀。

然而由於類固醇的副作用大，一旦使用方法錯誤，也極有可能反而破壞關節功能。

此外，類固醇在使用初期很難判定使用量，有使用上的危險性。再加上使用起來太過輕鬆，所以必須嚴加注意。

■**類固醇產生戒斷症狀的原因**

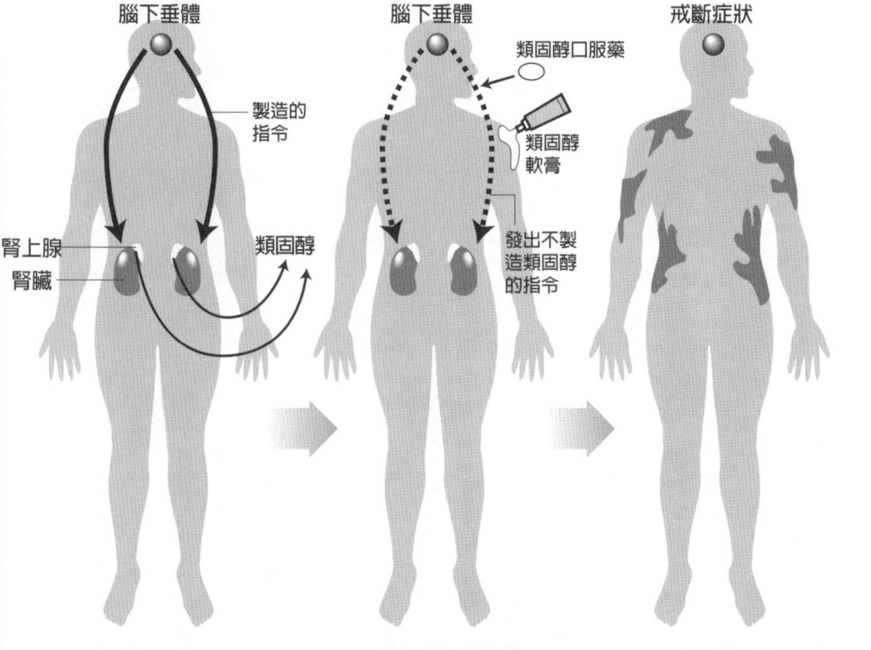

類固醇由腦下垂體下指令，由腎上腺製造。

使用口服或外敷的類固醇，也會加到體內自行製造的類固醇上。身體判斷體內的類固醇數量增多後，便發出不製造類固醇的指令。

一旦停止使用體外類固醇，由於體內類固醇變少，使得整體類固醇不足，因而產生屬於「戒斷症狀」的皮膚症狀。

止痛藥、麻藥的歷史

人們約在五千年前即開始使用

本單元的重點，在敘述尚無現代合成藥的年代——如古埃及、古羅馬時代——使用自然界植物當治療疼痛藥劑的情形。

人類各種疾病中，最痛苦的症狀非疼痛莫屬，甚至可以說，與疾病纏鬥也就是與疼痛纏鬥的過程。

治療疼痛的特效藥，是從罌粟種子製造的鴉片（也就是麻藥），這種藥物當作止痛藥已有極悠久的歷史。後來又發現由鴉片中提煉出的嗎啡，能輕易收到止痛效果，因此應用在有疼痛症狀的患者身上。

隨著醫療領域的大發明——注射器——面世，皮下注射嗎啡成為更有效的使用方式，也使得它在治療各種疼痛疾病上成為具代表性的止痛藥。

鴉片的歷史可往前追溯至大約五千年前。

舉例來說，在古埃及（西元前三千年），鴉片不只用於止痛，也廣泛用以舒緩失眠症狀。此外，西元前十五世紀的巴比倫人，也有使用鴉片治療頭痛的記載。

「植物學之父」泰奧弗拉斯托斯（Theophrastus）曾寫下罌粟的最初紀錄。鴉片的英語是「Opium」或「Opiate」，語源即是希臘語中意為汁液和罌粟汁液的「Opion」。

十六世紀以降，由於葡萄牙人等進行東方貿易，也將鴉片帶到亞洲。亞洲人不只拿鴉片用於醫療，當作興奮情緒的麻藥更成為主流，因此當時形成許多鴉片成癮者，甚至導致爆發鴉片戰爭，這是眾所皆知的歷史事件。

生物鹼（Alkaloids）是鴉片的主要成分，其中最主要的物質便是嗎啡，含量根據產地而有別。德國藥劑師澤爾蒂納（F. W. Serturner）在一八〇六年首次提煉出嗎啡，到了一九五二年，蓋茨（M. Gates）進行化學合成。

嗎啡等麻藥對中樞神經系統有抑制作用，除了發揮止痛、鎮靜、止咳的效果外，由於能抑制消化器官蠕動，所以也有止瀉作用（停止下痢）。但若經常使用，會有呼吸

健康小知識

〈麻醉科醫師與藥物〉過去曾經發生麻醉科醫師自身施用麻藥的事件。雖然對於麻醉科醫師來說，麻藥的確容易入手，但這種事件卻完全令人無法理解，因為最明白這種藥物可怕在哪裡的人正是麻醉科醫師。

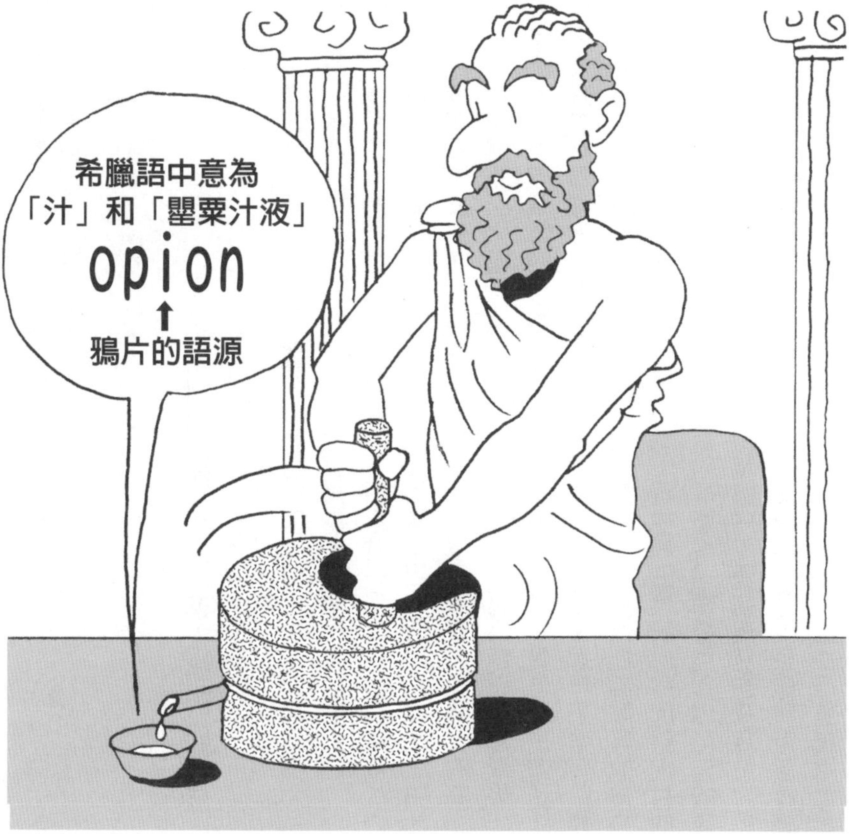

及循環系統的功能低落、噁心、嘔吐及便祕等副作用發生。

嗎啡不只有止痛功能，還可以去除伴隨疼痛而來的不安感，讓患者忘卻不愉快感覺，產生愉悅感，並且令人處於陶醉狀態。

但是要注意，由於嗎啡會使人上癮，若為了獲得相同的止痛效果，會導致日後不得不增加用量的狀態＝嗎啡上癮（嗎啡中毒），所以被認定為麻藥。

不過人體會發生諸如癌症疼痛等非嗎啡無法抑止的疼痛，所以不可否認地，嗎啡也是現代醫療上一種貴重的藥物。光就這一點來說，隨著社會邁向高齡化，癌症等惡性腫瘤已不再是罕見疾病，與疼痛共同生活的案例也日漸增加，能減輕疼痛（即使只是稍微地減輕）而讓患者過舒適的生活，也是現代醫療不可或缺的一部分。

為什麼藥布和外用藥具有療效？

從皮膚直接讓藥物滲透進入體內的方法

藥劑從被施用起便開始發揮其效果。最簡單的是服用藥物的內服療法，而最有效果的則是以注射器進行肌肉注射或靜脈注射。

然而發揮藥物療效的方法並不只有內服和注射而已，還包括了從皮膚直接滲透吸收藥劑的方式。這種治療方式的起源意外地極古老，日本《古事記》（成書於八世紀）一書便有相關記載，見於著名的日本童話「因幡白兔」中。

話說一隻被剝皮的白兔在海濱哭，湊巧大國主神路過，他告訴白兔，先以清水洗身，再入海中浸泡（鹽分滲透進傷口以防止疼痛），然後身體裹上香蒲穗，就能治好。

這不就是日本以外用藥取代內服藥治療傷口的最早紀錄嗎？由於受傷或灼傷等皮膚表面發生的病，當然在該部位直接敷藥最具效果。

在現代，針對異位性皮膚炎除了塗抹類固醇外，近年來還有貼類固醇貼片、塗免疫抑制劑等治療方式；其他如治療狹心症的硝化甘油狹心症貼片、治療更年期障礙的荷爾蒙貼片、有助戒菸的戒菸貼片，以及避孕貼片等，各種利用皮膚吸收的藥物逐漸開發上市並實用化。

這些藥物的邏輯是從皮膚吸收有治療效果的藥劑，以發揮療效。從這一觀點來看，可知我們平日用於治療疼痛的藥布或外用藥，也是以讓皮膚吸收其止痛或消炎成分為目的。

屬於涼藥布的藥用貼布，內含具有冷卻效果的薄荷等物質；至於熱藥布性質的藥用貼布，則含有辣椒成分。

閃到腰、扭傷或跌打損傷等急性疼痛，最重要的是用冰塊製作成冰敷袋，持續冰敷患部。

「但是如果太冰了，不會凍傷嗎？」許多人還是會如此擔心。其實只要每持續冰敷二十分鐘就暫停一小時，如此反覆進行，便不會過冷，且能有效改善患部症狀。

此外，經常有人問我，某種症狀究竟該冰敷還是熱敷？我的建議是：當處於突然產生疼痛的急性發

健康小知識

〈注射前使用局部麻醉貼布〉絲毫無法忍受注射的人，可以試試用浸了局部麻醉藥劑的藥布。藥價不貴，貼上後約可維持三十到四十分鐘的效果，但必須理解，雖然可以緩和疼痛，卻不能去除恐懼感。

日本最早的外用藥劑記載，見於古書《古事記》裡「因幡白兔」的故事。

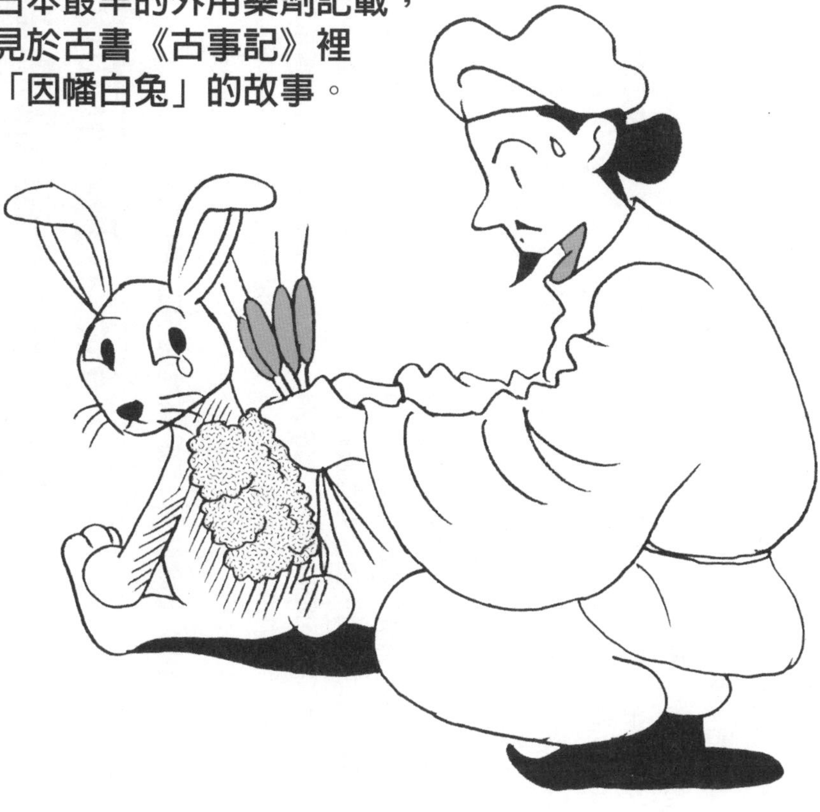

作期時，先進行一週的冰敷；此後如果血流下降，患部感覺冰冷時，再進行熱敷。

對慢性疼痛患者來說，若覺得疼痛比平時還要強烈時，光是冰敷患部，就能達到舒緩疼痛的效果。

所以關於藥布和外用藥對疼痛的效果，不只限於冷卻或溫暖患部的功用而已，也能達到簡單止痛或治療發炎等效果。

藥布和外用藥的內容成分，主要是 Indomethacin、可多普洛菲（Ketoprofen，一種非類固醇類消炎止痛藥）與 Flurbiprofen（神經系統藥物，用作疼痛解除劑）等，其中最常見的是 Indomethacin。

適合以藥布和外用藥治療的病症，包括變形性關節症、肩關節周圍炎、網球肘、肌腱炎和腱鞘炎、腱周圍炎、肌肉痛、外傷後的腫脹與疼痛等。

鎮靜劑和安眠藥等也有止痛效果

慢性疼痛和激烈疼痛時，也會與止痛藥併用

治療疼痛時，大多只需使用止痛藥即綽綽有餘，但若是慢性疼痛和激烈疼痛的情況，也會合併使用止痛藥以外的藥物。

本單元介紹的是並非歸類為止痛藥的藥物，如抗憂鬱藥、抗痙攣藥、抗不安藥、睡眠鎮靜劑、抗精神病藥、抗心律不整藥、交感神經抑制劑、血管擴張劑、末梢循環改善劑、血管收縮劑、血清素抑制劑與肌肉鬆弛劑等。

抗憂鬱藥正如其名，是治療憂鬱症的藥物，然而對於帶狀疱疹後神經痛與複雜性區域疼痛症候群第二型等頑固慢性疼痛也有療效。抗憂鬱藥能活化從腦部到脊髓的下行性疼痛抑制系統，阻礙位於脊髓後角的疼痛受器接收疼痛訊號，有類似局部麻醉的作用，因此可有效治療疼痛。但抗憂鬱藥有副作用，主要有直立性低血壓、口乾舌燥、便祕、頭暈目眩與記憶障礙等。

抗痙攣藥也如其名所示，是一種治療痙攣和癲癇的藥。用在治療疼痛上，對三叉神經痛、舌咽神經痛、血管性頭痛的偏頭痛及叢發性頭痛等有療效。雖然這類藥物的功效原理中仍有些尚未明朗的部分，但還是被認為能穩定神經活動、使神經傳導正常化，不讓疼痛的訊號異常傳遞。主要的副作用是睏倦、虛弱、噁心及食欲不振等。

抗不安藥則用以緩和不安或緊張、焦躁等症狀。它的鎮靜作用、安眠作用、肌肉鬆弛作用及抗痙攣作用，對疼痛都有治療效果。這種效果是來自能對中樞神經內的受器（GABA受器）產生作用，由於可抑制對神經刺激的興奮、鬆弛肌肉及抑制自律神經的興奮，因而發揮止痛效果。主要的副作用為睏倦、無力感、便祕及健忘等。

安眠藥與其說能止痛，不如說是使用在因疼痛而無法入睡的情況下。其副作用是起床時會睏倦、虛弱及有倦怠感等。至於抗精神病藥常應用在帶狀疱疹後神經痛與糖尿病性神經病變。其他還有多種藥劑使用於疼痛治療上。

健康小知識

〈笑氣有效嗎？〉1844 年，牙醫威爾斯（H. Wells）首先應用笑氣在拔牙上，在哈佛大學也曾進行公開實驗，但以失敗告終。笑氣的麻醉作用不強，用以進行全身麻醉雖然生效快，但患者也很快甦醒，所以會併用其他吸入式麻醉藥。

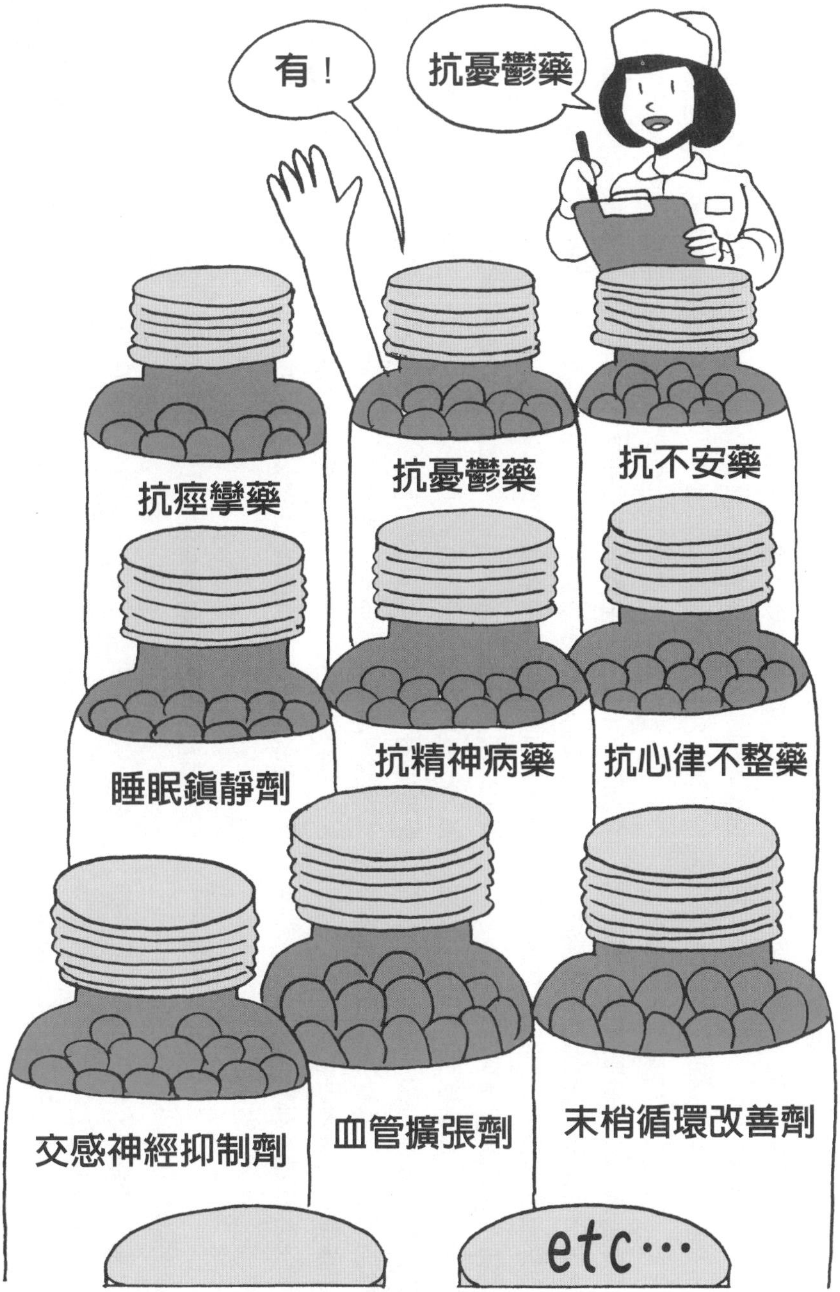

中藥也是強力武器

搭配組合多種天然藥材以發揮療效

一般來說，如今在醫院裡使用的藥物稱為西藥。西藥大多是以合成成分所製造，亦即將對某症狀有效的單一成分依照化學結構進行人工合成，製成藥物來使用。

因此，西藥的好處在於：其合成的特質使得內容成分安定；使用符合症狀的單一成分，所以作用快速、確實；幾乎不會發生因不純物質而產生的副作用。然而如果用藥過量，也可能觸發極嚴重的副作用，所以施用必須格外注意。

相對來說，中藥有別於西藥，它是以天然藥材為原料，也就是組合多種符合症狀的天然藥材而成的處方。

例如，即使是從一種天然藥材（也就是某種特定植物）中抽取藥效成分，也包含多種內容成分。事實上，平常所使用的中藥便是由許多天然藥材組合而成以發揮療效。由於中藥是藉由多種天然藥材相互作用以獲得效果，所以一般認為它的副作用甚少。

只是在此還是要指出一點小小的問題。相對於西藥大多已經過各種治療實驗反覆研究，是被認可的藥物，不少中藥尚未經過詳細研究即許可使用，所以比起西藥仍有許多不明部分尚待釐清。

另一方面，比起單一成分的西藥，由多種天然藥材組成的中藥，也因其複雜的組合成分，因而較難進行研究。

從西藥和中藥的異同，也可以顯現出西方醫學與東方醫學的不同之處。西方醫學主要是以去除導致患者症狀的病原為導向，中藥則著眼患者的全身，藉由調整身體狀況以達到去除症狀的效果。

目前針對各種疾病症狀，將直接治療病原的西方醫學與西藥以及一邊調整身體狀況一邊逐步改善症狀的東方醫學與中藥這兩者完美結合的醫生也日漸增加。

能有效治療疼痛的是哪些中藥呢？它們又如何發揮止痛作用呢？

在中藥裡，具有強烈止痛作用的牛車腎氣丸，主要成分包括具止

健康小知識

〈笑氣的效果〉人類吸入笑氣會使心情大好，臉部肌肉放鬆，看起來就像在笑一般。不過也的確有部分青少年濫用這種藥物。據說在一八四〇年代，美國學生之間流行召開笑氣派對。孩子對於可疑的藥品感興趣，今昔皆然？

■中藥與西藥的比較

	中藥	西藥
成 分	包含多種內容成分	對某症狀有療效的單一成分
施藥方式	主要為內服	內服、注射等多種方式
效 果	需歷經一段時間才顯現出效果	作用快速、確實
代謝路徑	尚不明確	多已清楚地解開
副作用	少數中藥有完全不為人所知的部分	已清楚了解的西藥比中藥多，使用方式也為人所熟知

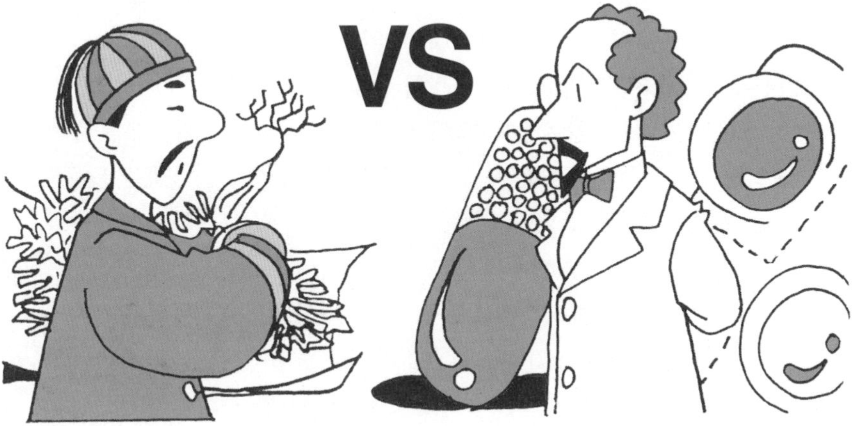

痛作用的附子，以及具增強精氣神作用的地黃、山藥、山茱萸，還有具利尿作用的茯苓、澤瀉，和具改善血液循環作用的牡丹皮、桂皮等，合成八味地黃丸，再加入牛膝與車前子來製成，可有效治療腰痛和下肢麻痺、下肢冰冷等症狀。

其中附子對中樞神經系統與末梢神經有止痛效果。附子取自一種毛莨科烏頭屬植物（Aconitum carmichaeli DEBX）的根部，主要成分是烏頭鹼（Aconitine）這種生物鹼。因為生烏頭具強烈毒性，所以取擷時必須格外注意。根據研究報告，附子有強力消炎作用。

此外，山藥和澤瀉可改善末梢血液循環，所以對下肢疼痛有治療效果。

在中國流傳了四千年歷史的中藥，如今也透過現代的科學技術，逐步解開其原理。

專欄

華岡青洲與通仙散

由於日本在江戶時期實行鎖國政策（自 1633 ～ 1854 年），西洋醫學傳入甚晚，所以日本在醫學領域的發展可說是遠落後於西方國家。在這種狀況下，江戶後期誕生了一位足以誇耀的人物。

身為和歌山縣開業醫生的華岡青洲，對地區醫療有莫大貢獻，不僅進行西式診察與治療，而且是世上第一位在患者全身麻醉狀態下進行乳房切除手術的外科醫生，因此揚名於世。

華岡青洲於 1760 年出生於現今的和歌山縣，父親華岡直道也是醫生。他曾前往京都學習內科和外科三年，回鄉後便繼承家業。

華岡青洲執業後，親眼目睹為疼痛所折磨的患者，便致力於開發麻醉藥，傾心研究多年，製成名為通仙散的麻醉藥。

這種麻醉藥的混合比例是曼陀羅花 6 、烏頭 2 、白芷 1 、川芎 2 、當歸 2 、天南星 1 ，混合成 4 公克通仙散加入 360 公撮的水煎煮後製造而成。據說華岡青洲經過多次動物實驗，並以其母親與妻子進行人體實驗，最後才完成。

1804 年，華岡青洲初次使用這種藥為患者全身麻醉，進行乳癌手術。這件世上首見的創舉，直到 1954 年才為世界外科醫學界所承認。至今在美國芝加哥密西根湖畔的世界外科學會名譽會館內的日本室中，仍然展示著華岡青洲的書、刀劍等，並有呈現其當時治療情景的圖畫。

華岡青洲一生曾指導過眾多入門弟子，由此奠定了日本近代外科學的基礎。

5 章

消除疼痛的方法

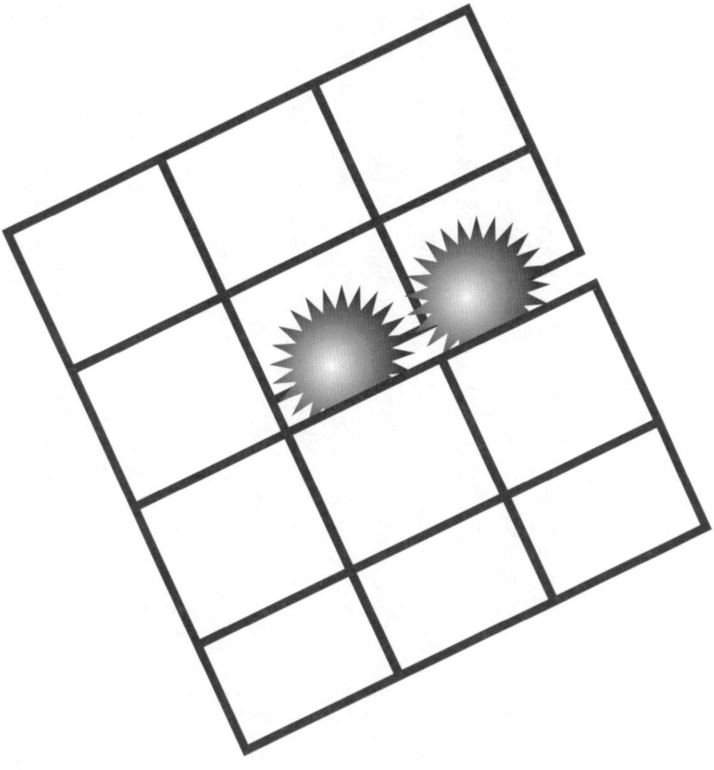

什麼是疼痛科？①

專門進行疼痛治療的診療科目

現代醫療是以疾病症狀來預測病名，並以各種檢查來確定疾病並進行治療。

產生疼痛症狀時，大多會成為發現疾病的線索，但一般也認為，就是因為治療延遲，才會讓患者必須進行舒緩疼痛的治療。

然而，在各種檢查技術發達的現代，即使不依賴疼痛症狀，也可能發現疾病。所以若儘早使患者擺脫疼痛，便能事先防止伴隨疼痛而來的不必要反應，並縮短痛苦期，這也正成為醫療領域中日漸有力的主流觀點。

關於疼痛治療，就如到目前為止我所說明，包括使用止痛藥、麻藥及具止痛效果的其他藥物、藥布和外用藥劑等藥物療法；還有電療、牽引療法、復健等物理療法，以及可說是最後手段的手術治療。

然而，現代醫療仍有其侷限，醫生也認為即使使用了這些治療方式，還是存在不少讓醫生束手無策的疼痛，因此必須設法為這些苦於疼痛的人們提供上述治療方式之外的良方。

其一便是稱為「疼痛科」的治療單位。

疼痛科（Pain Clinic）的英文是由「Pain」（疼痛）與「Clinic」（治療、診療）組成，是一種治療疼痛的專科醫學，在醫學系統上隸屬於麻醉科。

進行手術時，麻醉科醫師也會在場，對患者進行麻醉，使患者感覺不到疼痛。亦即麻醉科醫師也是舒緩疼痛的專家。由於麻醉科醫師為患者麻醉大多在手術室，所以一般人對這些專業人員並不熟悉，但將麻醉科醫師所有的專業知識運用到一般人身上的則是疼痛科，有的醫院稱為麻醉科門診。

要探索疼痛科的起源，可遠溯至發明注射器和發現局部麻醉的時代。注射器發明於一八五五年，發現古柯鹼具局部麻醉作用則是在一八八四年，這兩項進展也開啓了疼痛治療的序幕。

自此以後，在造成疼痛的神經

健康小知識 〈日本前首相的顏面神經麻痺〉星狀神經節阻斷術是由若杉文吉博士所確立的一種治療方式，他也以治療日本前首相田中角榮的顏面神經麻痺而聞名。

附近部位注射止痛藥劑以暫時舒緩疼痛的療法，便日漸普及。

至於世上第一個疼痛科，成立於一九三六年的紐約，當時以神經阻斷門診的名稱開設。

一九六三年，若杉文吉博士在東京大學醫學系麻醉科中，以疼痛門診為名設置日本最早的疼痛科；大阪大學醫學系麻醉科則是於一九六五年設置麻醉科門診。近年來，自行開業的醫生專門進行疼痛治療者也日漸增加。

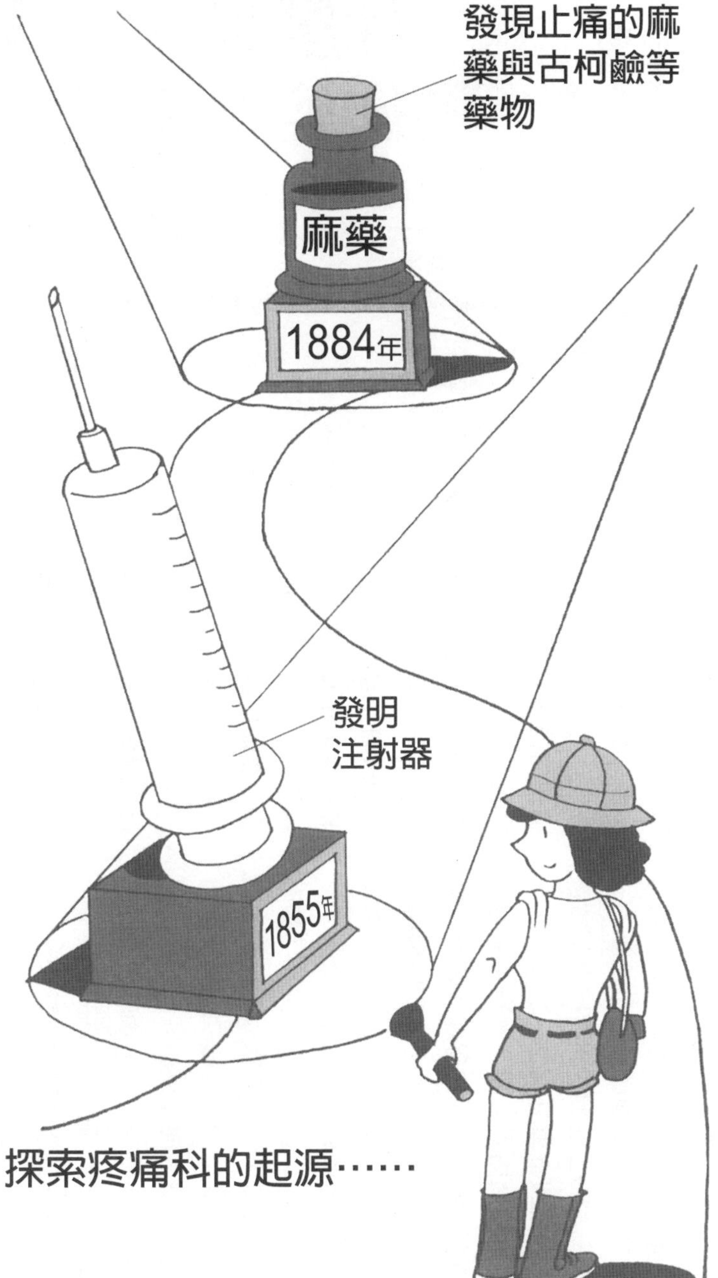

什麼是疼痛科？②

麻醉科是少見的科別，深受矚目

疼痛科的止痛治療，主要是進行稱為神經阻斷術的特殊注射。神經阻斷術是指直接在導致疼痛的神經上或附近部位，進行針頭注射，或插入神經阻斷專用的針再注入局部麻醉藥劑，藉以阻止（阻斷）疼痛訊號進入腦部的一種方法。

然而儘管神經阻斷術已是一種進行多年的治療方式，但為什麼大衆卻仍不太熟悉呢？一般認為有以下的原因。

其一，疼痛科附屬於麻醉科，麻醉科是一門特殊的醫學專科，因為其主要操作的地點是位於醫院深處的手術室，麻醉科醫師一整天多數時間便是在此處度過。其主要工作是對來院進行手術的病患施以麻醉，讓患者免除因手術所導致的疼痛。因此很可能由於患者大多數因麻醉而進入睡眠狀態，所以記不得麻醉醫師的長相。

此外，以醫師整體人數來看，麻醉科醫師實屬少數派。一說到醫生，大多數人會聯想到內科醫生或外科醫生；將來想成為醫生的人，大多數也是以內科或外科醫生為其志願。所以不但麻醉科不為一般人所熟悉，事實上就連在醫生之間也不是大受歡迎的診療科目。

然而現代醫療高度進化，人類平均壽命延長，因此身體承擔著疼痛且長壽的人日漸增加，疼痛科已成為一門不可或缺的醫學專科。因為無論如何，最懂得立即停止各種疼痛的就是麻醉科醫師。

雖然麻醉科如此重要，但麻醉科醫師卻仍屬少數。以日本來說，全體醫師數目約為十八萬人，但全國的麻醉科醫師只有八千多人。經計算後，麻醉科醫師只占全體醫師人數約五％，而其中為患者進行疼痛科診療的麻醉科醫師則更稀少。

由於一般人看到疼痛科招牌的機會非常少，所以也許因此才讓不知疼痛科的人相對地多。

此外，大學醫院等大型醫院和自行開業醫師即使是診療相同的疼痛，在診療對象上也有些許差異。以大阪大學醫學系疼痛科為例，在

健康小知識

〈疼痛科醫師〉對於初認識的人表示自己是「疼痛科」專科醫師，對方大多一臉訝異；即使補充說明「是以疼痛治療為專科的麻醉科」，也有人反問：「是替病人針灸嗎？」因為「疼痛治療」的概念未深植人心，所以這也沒辦法吧！

大學醫院等單位，診療慢性疼痛等難治性患者的病例為多。在這裡，疼痛科醫師與其他醫學專科同心協力，進行綜合醫療。所謂綜合醫療，便是針對單一個人的疼痛（尤其是苦於慢性疼痛的患者），集合各科醫師，貢獻專業知識，同心協力為患者治療的一種系統。

相對地，疼痛科開業醫師則是以治療身邊常見的疼痛為主，專門醫治諸如閃到腰、膝蓋疼痛、偏頭痛或是椎間盤突出等一般人平日常遭遇的疼痛。

此外，為癌症末期病人止痛也是疼痛科醫師的專門領域。近年來，由於希望能在家中走完人生的患者或希望能讓患者在家中往生的家屬日益增加，所以也出現提供疼痛治療出診服務的疼痛科。

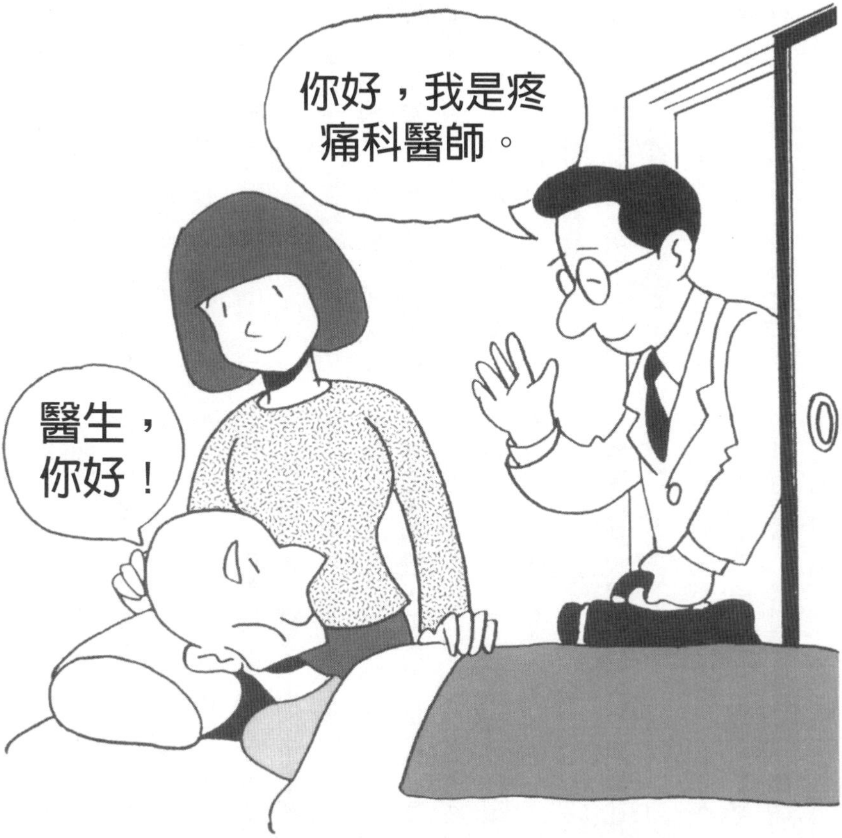

瞬間消除疼痛的神經阻斷術①

阻斷疼痛傳導的治療法

疼痛科中最主要進行的便是神經阻斷術。此處的「阻斷」，包含了「阻止」由神經傳導訊號的涵義在內。

阻斷傳導疼痛訊號的神經，讓腦部感覺不到疼痛，這種方法即是神經阻斷術。藥物則使用局部麻醉藥，這是牙醫洗牙或受傷進行外科等縫合手術前使用的止痛藥。由於是以局部麻醉藥阻斷通過神經的訊號，所以腦部不會感受到疼痛，意即完全不會有疼痛的感覺。

但還是有人擔心，如果停止施以局部麻醉藥劑，疼痛的感覺是否會恢復？

事實上，一旦進行神經阻斷術後，即使停用局部麻醉藥劑，大多數患者都不會恢復原先感受到的那種疼痛。

其原因在於，產生疼痛的部位大多數都有發炎或交感神經緊張的現象，因而造成血管收縮、血液流動不順暢，導致肌肉僵硬。一旦血液循環惡化，身體便製造出產生疼痛的物質，疼痛就增強，因此患者感到更疼痛，引起疼痛的惡性循環（參見第三章的說明）。而神經阻斷術可以切斷疼痛的惡性循環。

舉例來說，閃到腰時，腰部的肌肉和骨骼都產生發炎反應，且交感神經緊張，導致血液循環惡化，使肌肉僵硬，知覺神經也會產生敏感反應。

在這種狀態下，進行神經阻斷術的注射，由於阻斷了傳導疼痛的神經回路，所以首先這部位變得感覺不到疼痛。同時也在交感神經上產生作用，鎮定交感神經的緊張，促進血液循環，抑制發炎反應，使肌肉鬆弛柔軟。因此，即使停止使用麻醉藥劑，也很少發生患部恢復剛開始的疼痛程度的情況。

當然，要完全去除疼痛，必須反覆進行數次神經阻斷術。患者在進行二～三次的治療後，也可以知道神經阻斷術對於現在的疼痛能有何種程度的效果。若一邊斟酌調整並進行治療，就連極為輕微的疼痛都會消失無蹤。

健康小知識

〈習慣性閃腰？〉經常維持過分勉強姿勢的人，會習慣性閃到腰。疼痛正是警告我們某種姿勢不正確，只要多注意，就能有效防止再度發生。如果不斷勉強做不自然的動作，加重椎間盤的負擔，容易造成椎間盤突出，務必注意。

■星狀神經節阻斷術

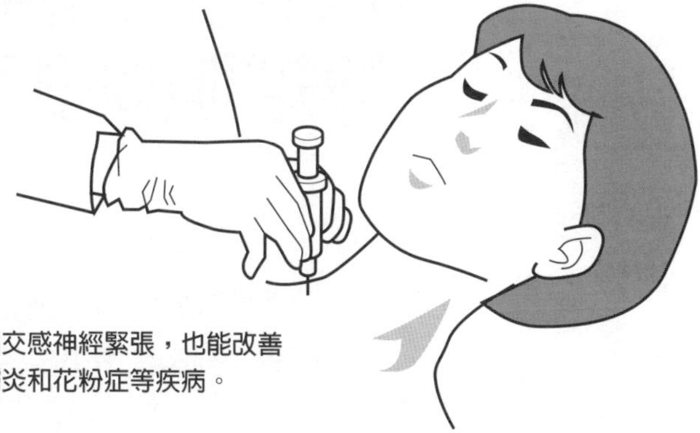

可有效緩和交感神經緊張，也能改善異位性皮膚炎和花粉症等疾病。

■硬脊膜外神經阻斷術

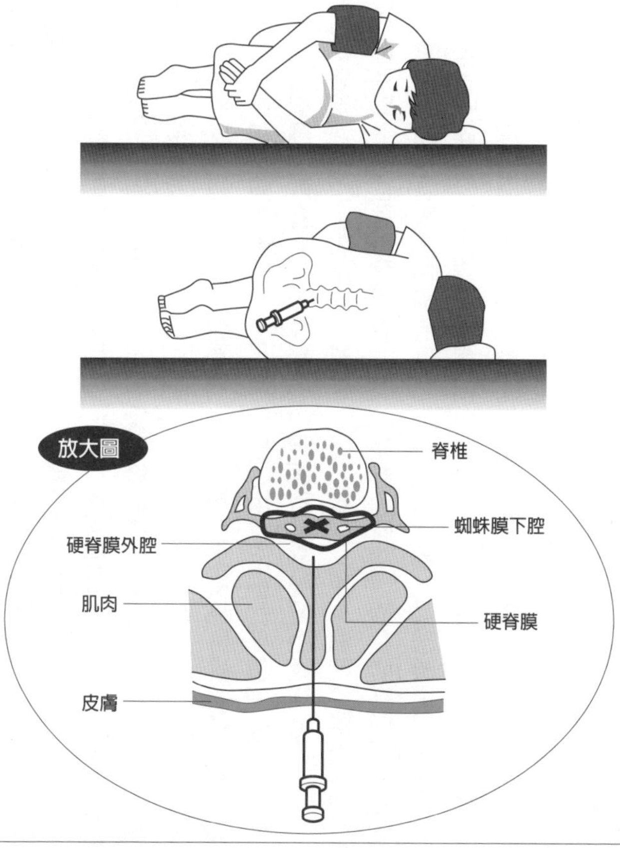

瞬間消除疼痛的神經阻斷術②

以星狀神經節阻斷術與硬脊膜外神經阻斷術最具代表性

施行神經阻斷術是使用名為「阻斷針」的專用針頭，在神經或是附近部位進行注射，從針頭注入局部麻醉藥等具止痛療效的藥劑。

神經阻斷術針對該疾病或症狀，於這些疾病的相關神經進行。神經阻斷術共有五十多種，而現在主要常用的約有二十多種。

其中最具代表性的是星狀神經節阻斷術與硬脊膜外神經阻斷術，以下將對這兩種方法進行說明。

【星狀神經節阻斷術】

星狀神經節阻斷術是最常用的神經阻斷術，由若杉文吉確立，演變為目前這種有效安全的形式。

所謂星狀神經節，是指頸部和胸部的交感神經集中部位，一旦阻斷此處的神經，就會對支配肺部以上的交感神經產生止痛作用，對於舒緩肺部以上的症狀甚有療效。

會施行星狀神經節阻斷術的疼痛或疾病症狀包括：偏頭痛等頭痛、肩膀酸痛、頸部酸痛、五十肩、頸椎變形或椎間盤突出引起的疼痛、手腕麻痺、三叉神經痛、風濕痛、帶狀疱疹引起的疼痛，以及帶狀疱疹後神經痛等。

此外，針對花粉症、過敏性鼻炎、異位性皮膚炎、慢性蕁麻疹、顏面神經麻痺、顏面痙攣、突發性重聽等，星狀神經節阻斷術也能改善疼痛以外的症狀。

【硬脊膜外神經阻斷術】

硬脊膜外神經阻斷術是在覆蓋脊髓的硬脊膜外側注入藥劑以阻斷神經的一種方法。由於知覺神經、運動神經與交感神經是從脊髓延伸出，所以阻斷此部位的神經，以進行硬脊膜外神經阻斷術。

舉例來說，導因於腰椎等部位引起的腰痛，便在腰椎的硬脊膜外腔進行阻斷；頸部骨骼異常產生的肩頸疼痛或酸痛，便在頸椎的硬脊膜外腔進行阻斷。

會施行硬脊膜外神經阻斷術的疼痛或疾病症狀包括：腰痛、變形性腰椎症、腰椎椎間盤突出、腰椎管狹窄症、坐骨神經痛、頸椎管狹窄症、頸椎椎間盤突出、胸椎壓迫

健康小知識

〈使用星狀神經節阻斷術的其他病症〉星狀神經節阻斷術不只針對疼痛，對花粉症或異位性皮膚炎等過敏性疾病、自律神經失調症、糖尿病及甲狀腺疾病等均有療效。此外，對容易感冒、容易疲勞等免疫功能低下的疾病也有作用。

性骨折、後縱韌帶骨化症、帶狀疱疹、上肢或下肢血液循環不良、癌症疼痛、複雜性區域疼痛症候群第二型、RSD（Reflex Sympathetic Dystrophy；反射性交感神經失養症）・術後疼痛等。

說到要在神經注射，大家會認為這種治療方式非常恐怖。但這種治療十分安全，且患者不會感到疼痛。進行神經阻斷術前會先在皮膚進行局部麻醉，等到麻醉完全發揮作用後，便將阻斷針插入體內。

神經阻斷術並非將針頭直接刺進神經裡，這麼做會使神經受傷。而是在針快接觸到神經時，將針頭裡的麻醉藥劑注入該部位以麻痺神經。由於只針對與疾病症狀相關的神經進行阻斷，並不影響其他神經，這正是此療法的最大優點。而且麻醉藥的用量極少，幾乎不須擔心藥物的副作用。

■適用星狀神經節阻斷術的疾病（部分）

頭　部	偏頭痛、緊張型頭痛、頸因性頭痛、叢發性頭痛、顳動脈炎、腦血管攣縮、腦血栓、腦梗塞、頭部外傷後遺症
顏　面	末梢性顏面神經麻痺（貝爾氏麻痺、亨特氏症候群、外傷性）、非典型顏面痛、咀嚼肌肌筋膜症候群、顳顎關節症
口　腔	拔牙後疼痛、舌痛症、口內炎、舌炎、牙齦炎、口唇炎、磨牙、口腔乾燥症
頸肩上肢	雷諾氏症、雷諾氏症候群、急性動脈阻塞、血栓閉塞性血管炎、肩手症候群、頸肩腕症候群、椎間盤突出、外傷性頸部症候群、胸廓出口症候群、肩關節周圍炎、乳房切除後疼痛症候群、網球肘、肘隧道症候群、腕隧道症候群、尺神經隧道症候群、腱鞘炎、頸椎症、腕神經病變（外傷性、術後）、關節炎、肩膀酸痛、希伯登氏結節、包夏氏結節、腱鞘囊腫、扳機指
婦產科	月經異常、經前症候群、月經困難症、子宮內膜症、更年期障礙、子宮摘除後自律神經失調症、尿失禁、膀胱炎、念珠菌陰道炎、女性不孕症、孕吐、陰道痙攣
耳鼻喉科	過敏性鼻炎、血管運動性鼻炎、鼻瘜肉、慢性鼻竇炎、急性鼻竇炎、上頜竇術後囊腫、突發性重聽、滲出性中耳炎、梅尼爾氏症、良性陣發性位置性眩暈、鼻塞、扁桃炎、耳鳴、咽喉頭異常感症、嗅覺障礙、打呼、睡眠時呼吸中止症

疼痛科主要治療的疾病

以全身產生的疼痛為治療對象

基本上，人類身體產生的所有疼痛症狀都是疼痛科的治療對象。從頭痛、肩膀酸痛、腰痛與膝蓋痛等疼痛，到帶狀疱疹、癌症的疼痛，還有尿路結石、慢性胰臟炎、胃潰瘍等，都能發揮治療效果。

本單元我將針對疾病的主要症狀及與其相對應的神經阻斷術種類進行說明。關於各種神經阻斷術的治療對象，請參照左頁表格，我只以疼痛科治療的代表性疾病為例。

我為患者診療時，主要將疼痛分為以下四種：一是病名非常確定，導因於此項疾病的「病名確定型疼痛」；二是雖覺得疼痛，但卻無法確定原因的「病名非確定型疼痛」；三是病人罹患某種疾病，疼痛可能因為此疾病而產生，但與患者陳述的疼痛相異的「病名症狀分離型疼痛」；四是經由診斷可明顯判斷疼痛導因於心因性疾病的「心因性疼痛」等四種。

病名確定型疼痛是病名被診斷後，醫師認為病名和疼痛症狀有因果關係，所以能輕易地決定要在什麼部位進行何種神經阻斷術，治療上甚為容易，相對地也可以在短時間內得到效果。

例如，右下肢感到疼痛，此為腰椎第五條神經受損害時所出現的疼痛部位。進行核磁共振攝影、電腦斷層掃描或X光等各種檢查，都會在這部位發現椎間盤突出等異常情況。由於能確定引發疼痛的神經，進行神經阻斷術也極有效。

其次是病名非確定型疼痛，這種疼痛多半表現為頭痛、肩膀酸痛及腰部肌肉性疼痛。無論做幾次檢查都無法確定病因，但卻有疼痛症狀，所以常讓患者耿耿於懷。

舉例來說，許多患者表示自己從後腦到後頸都疼痛，然而做了頭部與頸部檢查卻未發現任何異常，完全找不到導致疼痛的原因。雖然最後醫生大致診斷為「肌肉緊張型頭痛」等疾病，但持續服藥或接受電療等治療數年，也幾乎沒有好轉跡象，患者只能忍痛生活。這類情況施行神經阻斷術便能有效止痛。

健康小知識

〈喝酒有礙麻醉效果？〉 所謂喝酒有礙麻醉效果這種說法，不過是迷信而已，也可以說是惡意的玩笑。如果由麻醉科醫生負責進行麻醉，即使患者喝了酒，也絕對不會發生麻醉無效的情況，請各位不必擔心。

病名症狀分離型疼痛是指雖然檢查後能確定病因，但病因和疼痛程度不盡相同，或是病因和症狀不太具有因果關係的情況。

舉例來說，下肢疼痛雖然可以推測為腰椎椎間盤突出，但從症狀判斷病因，與以檢查等方式確定的患病位置則有所差異。

若是使用止痛藥或藥布等止痛時，位置稍不吻合不致構成太大問題，但神經阻斷術是以產生疼痛的神經為注射目標來進行的療法，因此非得找出確切的疼痛部位不可。此時不以檢查結果來確認患病部位，而是以實際產生疼痛的神經為目標進行阻斷術，較易產生療效。

至於心因性疼痛，即使對患者施以神經阻斷術也無法發揮治療效果。唯一有療效的是星狀神經節阻斷術，反覆多次施行，約可以抑制六〇%的心因性疼痛。

■主要的神經阻斷術與其可治療的疾病

神經阻斷術種類	可治療的疾病
知覺神經阻斷術	
三叉神經阻斷術	三叉神經痛
舌咽神經阻斷術	舌咽神經痛
枕神經阻斷術	枕神經痛、肌肉緊張型頭痛
頸神經叢阻斷術	頸部、肩膀、手腕疼痛
上肩胛神經阻斷術	肩關節疼痛
肋間神經阻斷術	肋間神經痛
脊髓神經根阻斷術	神經根病變導致的疼痛
外側大腿皮神經阻斷術	大腿神經痛
交感神經阻斷術	
星狀神經節阻斷術	各種頭痛、肩膀酸痛、上肢循環障礙、複雜性區域疼痛症候群（CRPS）、帶狀疱疹疼痛、花粉症、顏面神經麻痺等疼痛、交感神經相關的疼痛
胸部交感神經節阻斷術	上肢循環障礙、上肢CRPS、帶狀疱疹後神經痛（胸部）
腰部交感神經節阻斷術	下肢循環障礙、下肢CRPS
腹腔神經叢（內臟神經）阻斷術	上腹部內臟痛（特別是癌症疼痛）
顏面神經阻斷術	顏面痙攣
副神經阻斷術	肩膀酸痛、肌肉緊張型頭痛、肌肉性斜頸
脊髓神經阻斷術	
硬脊膜外神經阻斷術	脊髓神經領域的疼痛、循環障礙、術後疼痛、椎間盤突出的疼痛、各種腰痛疾患
蜘蛛膜下腔阻斷術	脊髓神經領域的疼痛、癌症疼痛
其他神經阻斷術	
椎間關節阻斷術	脊椎椎間關節導致的疼痛
關節內注射	變形性關節症等的疼痛
引發點注射	肌肉及肌膜性疼痛、肩膀酸痛、挫傷等

互補和替代醫療與疼痛

以現代醫療的立場重新認識民間療法

世界各地有許多對應疾病和疾病症狀的處理方式。以日本來說，就有「感冒時，喝蛋酒就會好」、「吃蘑菇可提升免疫力」、「某地的水對痛風有療效」等各種口傳祕方或民間療法。

將這些療法一一以醫學、科學的角度進行檢驗，將其中判斷出有效果的療法當作現代醫療的補助療法，於醫療場合中加以應用，便稱為「互補和替代醫療」。

在美國等先進國家，已確立了「互補和替代醫療」這種新醫療概念，在這點上，愈來愈多國家紛紛將此當作現代醫療的補助療法，投入相當的關注，特別是開始關注、研究有醫療效果的食品。

對於自古流傳至今的療法，若醫師以此當作醫療手段診治病患，便成為互補和替代醫療；而相同的方式如果只在一般家庭中進行，則視為民間療法。

也由於醫師能將互補和替代醫療與現代醫療相互搭配運用，使疾病醫療更有效果。愈來愈多的醫師不侷限於現代醫療的框架，能有效利用各種治療方式，就是希望能儘量醫治好更多的患者。

以下將介紹有關互補和替代醫療的代表案例：自法國海岸松中萃取的碧蘿芷（Pycnogenol）和從女性胎盤萃取的胎盤素（Placenta）。

【法國海岸松所具有的止痛作用】

提起有強力止痛作用的健康食品，萃取自生長於法國波爾多的法國海岸松樹皮的碧蘿芷，不僅是在法國，就連在歐美各國也掀起一股研究風潮。

碧蘿芷含有豐富的天然有機酸及前花青素（Proanthocyanidins），由於具有強力的抗氧化物質類黃酮（Flavonoid）而備受矚目。據研究報告，其抗氧化作用是維生素E的五十倍、維生素C的三十倍以上。也有報告指出，它對於生理痛、子宮內膜症、五十肩、肩膀酸痛、變形性膝關節症等疼痛甚有療效。

【從女性胎盤萃取的胎盤素】

自女性胎盤萃取出的胎盤素，

健康小知識

〈胎盤素與疼痛〉胎盤素對美容極有療效。在醫療用途上由於來自人類胎盤，無須擔心感染狂牛症。胎盤素因內含細胞激素（Cytokine）和神經細胞生長因子等成分，可抑制神經系統引起的興奮並治療疼痛。今後的研究深受期待。

由於成為注射用藥而備受矚目。胎盤素在數年前即受認定為具有撫平皺紋及抗老化等作用，它的強力鎮靜與止痛效果也廣為人知。

胎盤素內含多種成分，但哪些成分對治療疼痛有療效則尚在研究階段。許多報告指出，一些疼痛案例對於各種治療方式毫無反應，卻在注射胎盤素後有了相當程度的改善。我認為很可能是胎盤素所擁有的增加血流和抗發炎、增加免疫力等作用，抑制疼痛產生。

至於其他對治療疼痛有效的物質，還包括竹炭的粉末，也有關於軟骨素（Chondroitin）和葡萄糖胺（Glucosamine）對舒緩膝蓋疼痛有療效等說法。

我相信，今後仍會有各種替代醫療慢慢出現吧！

將口耳相傳的祕方和民間療法
——以醫學、科學的角度進行檢驗，
其中判斷出有效果的療法

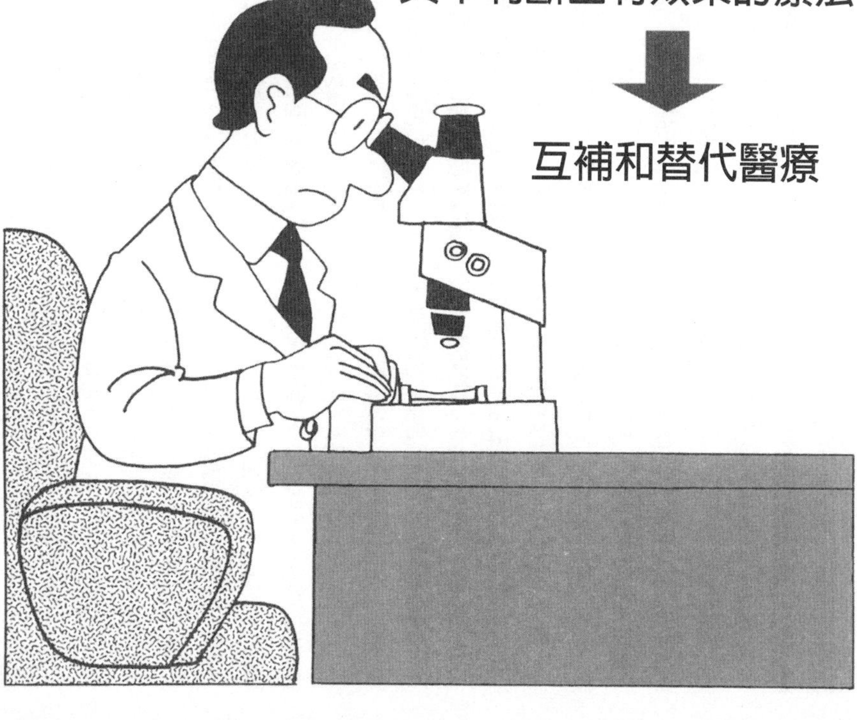

按摩與脊椎矯正術

讓全身的關節正常活動

脊椎矯正術（Chiropractic，又稱整脊）的英文，由希臘文表示手的「Chiro」及表示技術、執行意味的「Practic」組合而成，一八九五年於美國首次使用這名詞，命名者是「脊椎矯正術之父」丹尼爾・巴摩（D. D. Palmer）醫師。

現階段脊椎矯正術在許多國家尚未被認可為正式醫療行為，但在美國已正式認可其屬於正式醫療的一環，也有數所相關的專科大學。

在日本，相關技術人員則授與「理學療法士」的資格。日本有各種脊椎矯正術相關團體，大致分為擁有這些團體認定資格的施術者、在美國等地取得正式資格的施術者，以及擁有日本針灸、推拿資格而進行脊椎矯正術的施術者。

我個人只認可在美國取得資格的施術者，以及擁有針灸和推拿資格的施術者的其中一部分。事實上，許多醫師根本對此種醫療行為持否定觀點。

然而我認為，無論是哪一種療法或治療方式，只要能治癒患者陳述的疾病症狀，結果就是正確的，不能總是只將醫生進行的醫療行為當作最高準則。但必須注意，如果沒有經國家資格認證，也有許多施術者未達到一定的專業水準。

在接受脊椎矯正術診療時，若施術者表示患者「骨骼彎曲了」、「骨骼變形了」，或甚至部分業者在廣告招牌上寫著「治療癌症」、「治療花粉症和異位性皮膚炎」等，這些都一定是無合法診療資格者或過於誇大的廣告。

脊椎矯正術的治療目的在於讓全身的骨骼和關節能正常活動。

例如，在此我們就試著以脊椎（背骨）為例來思考。脊椎從上方開始是由七節頸椎（頸部骨骼）、十二節胸椎（胸部骨骼）、五節腰椎（腰部骨骼）還有薦骨所組成，這些骨骼都有其正常的活動範圍（可動區域）。

舉一個極端的例子，請想像一下蚯蚓和蜈蚣的行走姿勢。就像蚯蚓和蜈蚣從前往後彎曲扭動地向前

健康小知識 **〈折磨女性的手指痛〉**部分中年女性因為手指關節變形而疼痛。這類症狀不只在風濕痛時發生，罹患「希伯登氏結節」（Heberden's Nodes）也常產生這種症狀。雖然無須太擔心，但此種疼痛通常難醫治，且多併發變形性膝關節症。

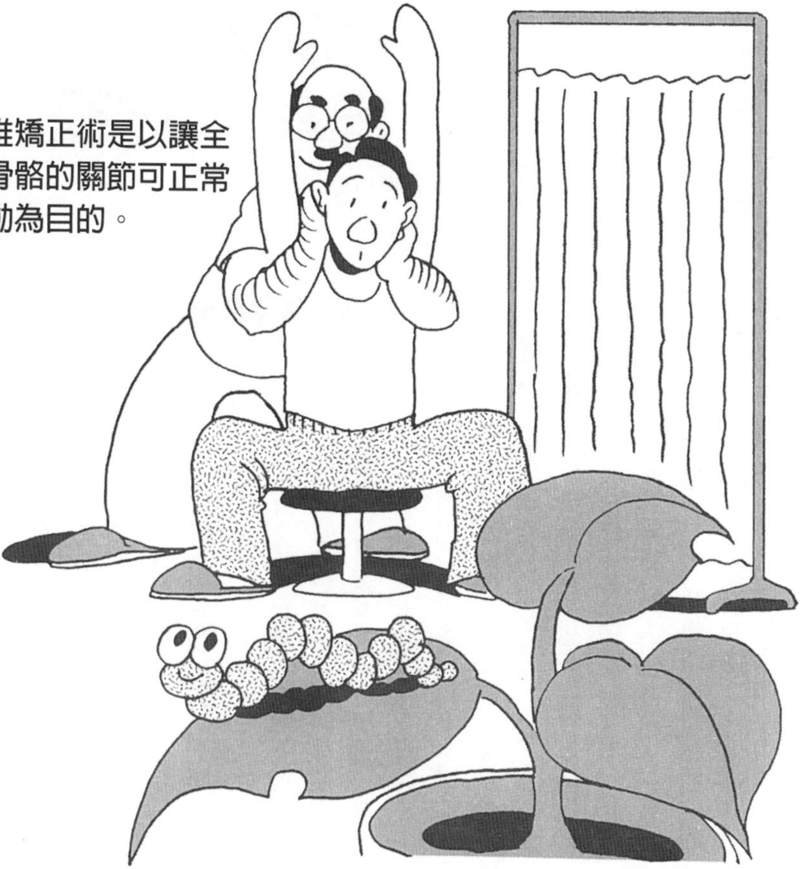

脊椎矯正術是以讓全身骨骼的關節可正常活動為目的。

行進般，如果其中一小部分的運動方式異常，是不是就會導致整體活動變得很不自然？人類的身體也是相同的道理。即使只有一小節脊椎未正常活動，也會出現某部位歪斜的情況。

脊椎矯正術認為，這種歪斜會影響到其他脊椎骨，造成頭痛、肩膀酸痛、腰痛等症狀。因此，主要便是以脊椎矯正術替活動異常的脊椎和骨骼進行治療，以恢復人體正常活動。意即將彎掉的背骨拉直。

一開始的脊椎矯正術治療，簡單來說就是讓活動不順暢的部分恢復正常活動，這稱為矯正。

只是，若是骨骼變脆弱的老人或因椎間盤突出、脊椎變形而出現神經症狀的情況時，便無法進行脊椎矯正術。所以進行脊椎矯正術之前，接受熟識的骨外科醫師或疼痛科的診療較為安全。

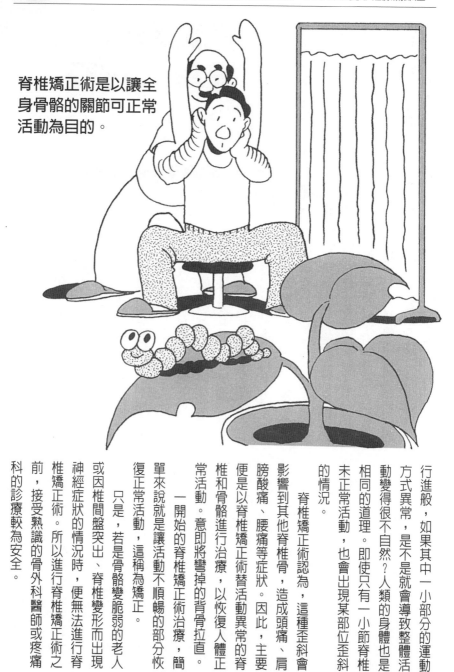

針灸療法、推拿、按摩

以東方醫學舒緩疼痛的療法

針、灸、推拿、按摩等四種療法，是由同時擁有四種資格的針灸師，與擁有推拿、按摩資格的按摩師施行。

針灸就如諸位所知，是以一根細針刺進導致疼痛部位的肌膚，舒緩肌肉，調節全身經絡中運行的血氣，以達治療的目的。

針灸為何能達到止痛效果，其原因就如同前文所說明抑制疼痛的原理一般，是由於關閉疼痛的閘門，抑制疼痛信號傳往腦部所得到的效果。此外，經實驗亦可得知，針灸可使體內分泌出腦內嗎啡，獲得止痛效果。

針灸思想背景為陰陽五行說。此思想觀點認為，自然界存在的萬事萬物都有陰陽之分，都是由金、木、水、火、土等五種要素製造出來，將此替換到人類身上，陰即表示沒有力量的狀態，陽則表示有力量的狀態。

再者，經絡始於五根手指指尖中的穴位，各部位對應了五行，與五臟六腑的功能相互連結。在東方醫學中，人類必須擁有自然力的「氣」及營養的「血」，兩者結合稱為「氣血」，以運作自然生命的能量。這能量以內臟為起點，被左右對稱的線路所包圍，此線路便稱為「經絡」。人體的經絡共有十四條，且經絡上存在超過六百五十個穴位（穴道），就像是供給人體生命能量的出入口般地運作。將這些生命能量恰到好處地透過經絡分流於身體中的狀態，便定義為健康。

至於灸是將乾艾（乾燥的艾蒿葉片）捻成一只圓椎狀的艾炷，放置在穴位上，以線香等點火燃燒即可，是一種市面有發售且可在家中簡單進行的療法。「灸」與「針」擁有相同治療原理的手法，但一般認為，施行灸術時也會透過嗅覺吸收乾艾特有的味道，讓人體產生放鬆的效果。

針或灸都是刺激人體經絡上的穴位，這便是針灸師並非在疼痛部位施針，而是在離患部稍遠距離的部位施針的原理。

健康小知識

〈愈按愈痛〉為了治療疼痛而接受按摩的患者，有時卻發生疼痛比按摩前更加嚴重的情況，這是由於已經發炎的肌肉受到更大刺激引起的現象。此時的治療方式為以冰塊等物品確實冰敷並靜靜休息，以消除發炎症狀。

按摩和推拿又有何種效果呢？一般來說，按摩是以揉搓肌肉的方式，推拿則是以刺激穴位的方法產生療效，兩者以此區別。但實際施術時，兩者並沒有太大不同。這兩種方式因為促進患者血液循環，揉按變僵硬的肌肉（硬節），輕鬆讓身體變得舒暢，所以深受歡迎。

然而，除了只是單純導因於肌肉的疾患外，通常症狀會在施術數分鐘到數小時後又恢復原本狀態。此外，剛開始只施加一定程度的按摩或推拿治療就得到「舒適感」，但若未反覆給予更加強力的刺激，便會失去效力，到最後可能演變成患者不斷找尋強力施術者的情況。

因此，在症狀發生初期，我並不反對患者接受針灸、按摩或推拿等治療，但若試著進行兩、三次後仍不見改善的跡象，便應該轉而接受醫生的診治。

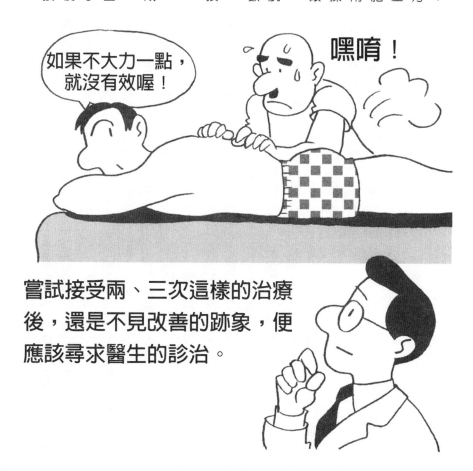

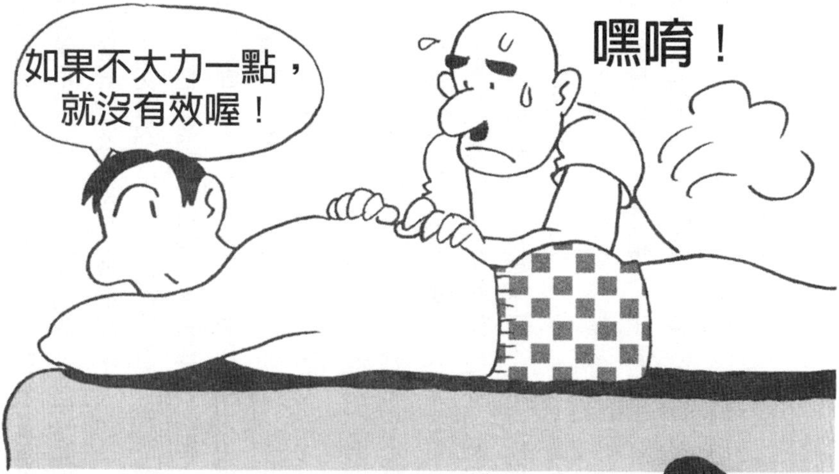

嘗試接受兩、三次這樣的治療後，還是不見改善的跡象，便應該尋求醫生的診治。

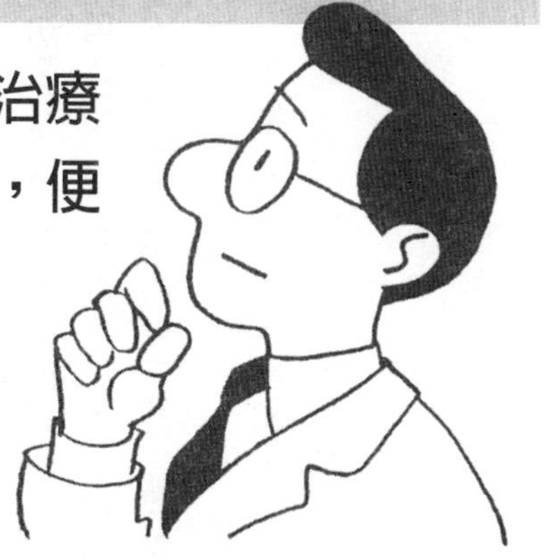

藉香味進行治療的芳香療法

自古埃及時期即施行的植物療法

芳香療法（Aroma Therapy）近年來深受矚目，似乎在各種場合都甚為盛行。「Aroma」在希臘文中表示香料、香氣，「Therapy」則有治療的涵義。

要追尋芳香療法的源頭，可遠溯自古埃及時代開始施行的一種植物療法。現代稱為「芳香療法」的治療方式，則是指一九三七年由法國科學家所提倡，利用精油的芳香分子擁有的藥效進行治療的療法。

二次世界大戰後，現代醫療有了飛躍性的發展，各種化學合成藥劑大量面世。但漸漸地，人類在獲得其療效之餘，也必須和隨之而來的副作用奮戰。於是效果雖然較小但副作用相對也少的芳香療法等植物療法，再度露出曙光，這也許是一種自然的演變。此外，處在充滿壓力的現代社會中，芳香療法所擁有的「療癒」效果，也是不可不提及的重要因素。

芳香療法所使用的是從植物蒸餾、壓榨後萃取出的精油。患者透過嗅覺攝取精油中所含的芳香分子來感受，或使用精油進行按摩，藉由精油塗抹在皮膚上使人體吸收以發揮效果。

如此形式自從在英國確立後，至今已風行全世界。現在，芳香療法正普遍運用於各種場合。

在家庭中，芳香療法當作一種民間療法，用以治療感冒、喉嚨痛與失眠等簡單症狀。在護膚中心與美容沙龍裡，芳香療法以美容及放鬆為目的。

還有在醫療領域中，它也當作替代醫療的一環。藉由彙整收集各地醫院和診所中以芳香療法當作互補和替代醫療施行的資訊，讓芳香療法的效果、有效治療的疾病及其使用方法等得以不斷檢討，進而被當作有醫學效果的治療方式，廣受注意。

所謂芳香療法，是針對某一疾病症狀，合併使用一到數種精油的治療方式。

舉例來說，腰痛時，為了抑制發炎用檸檬尤加利（Eucalyptus

健康小知識

〈芳香療法與疼痛〉使用精油治療疼痛時，並非使用好聞的香味，而是使用具刺激性的香味。雖然如此一來無法達到放鬆身體的目的，但用在局部可抑制發炎和疼痛。再與好聞的精油相互組合，便能對心理和身體的疼痛發揮效果。

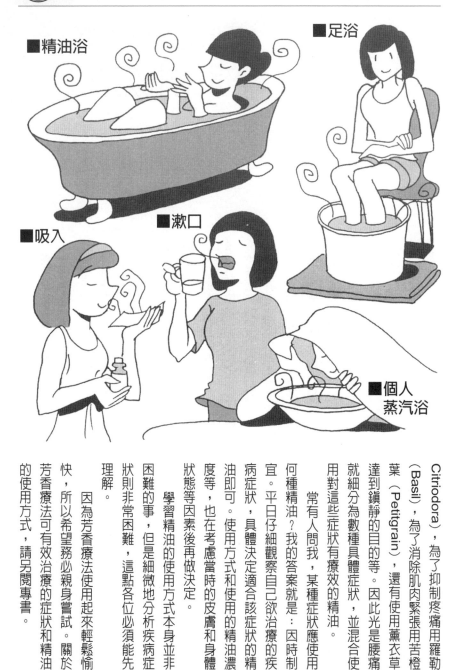

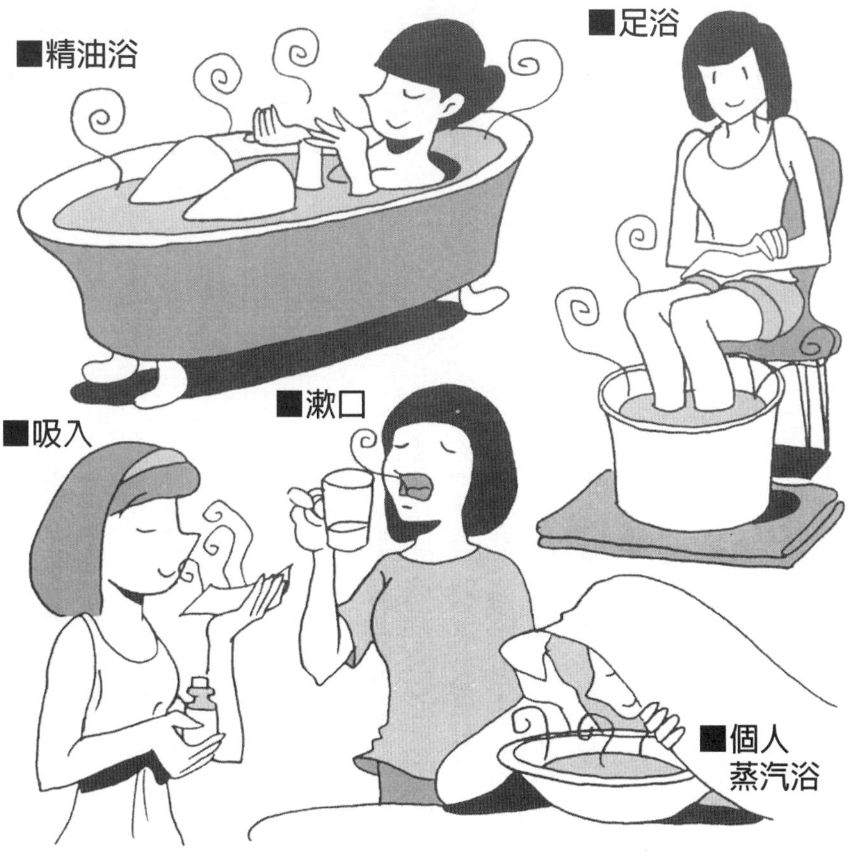

Citriodora），為了抑制疼痛用羅勒（Basil），為了消除肌肉緊張用苦橙葉（Petitgrain），還有使用薰衣草達到鎮靜的目的等。因此光是腰痛就細分為數種具體症狀，並混合使用對這些症狀有療效的精油。

常有人問我，某種症狀應使用何種精油？我的答案就是：因時制宜。平日仔細觀察自己欲治療的疾病症狀，具體決定適合該症狀的精油即可。使用方式和使用的精油濃度等，也在考慮當時的皮膚和身體狀態等因素後再做決定。

學習精油的使用方式本身並非困難的事，但是細微地分析疾病症狀則非常困難，這點各位必須能先理解。

因為芳香療法使用起來輕鬆愉快，所以希望務必親身嘗試。關於芳香療法可有效治療的症狀和精油的使用方式，請另閱專書。

刺激穴位的反射療法

按摩足部和手心的穴位

進行芳香療法時，通常少不了要運用到反射療法這種治療方式。

自古流傳至今的反射療法，是在全身穴位施加刺激以活化身體功能的一種方法，與推拿、指壓和針灸的原理都相通。

在我的疼痛科門診中，我通常會視患者的症狀，結合芳香療法和反射療法來為患者進行治療。

既然反射療法與推拿、指壓和針灸的原理相通，我想認為「反正就是那種痛死人的治療方式！」而對反射療法退避三舍的人也不少。現今許多國家所施行的反射療法，主要是針對腳底，所以也可稱為「腳底療法」。

但與其說是療法，不如說是能讓身體覺得舒服並附帶有治療效果的一種極為好用的治療方式。

反射療法的效果在於改善全身淋巴的流動，更能改善浮腫和瘀血情形。此外，因為改善腎臟功能，所以讓排尿更順暢。

而且進行反射療法時，由於刺激穴位能順暢全身血流，所以改善了肩膀酸痛和肌肉性疼痛等現象。

出現在更年期婦女身上伴隨著各種疼痛的症狀，也能藉反射療法有效加以控制。

人類的腳底和手心部位存在對應全身內臟的穴位，這些穴位（刺激點）就如左頁圖示。

進行反射療法的順序，一開始先進行足浴，這是為了促進血液流動。若想讓穴位的刺激能更有效傳導，可滴入幾滴軟化皮膚成分的芳香精油。精油經由皮膚被人體吸收並刺激嗅覺，達到放鬆狀態。

其次，雖然是進行反射療法，但也會使用芳香精油以增強療效。因此我綜合芳香療法和反射療法稱為芳療經絡按摩。

由於芳療經絡按摩具有高效果與無須寬衣解帶便能輕鬆進行的特點（只須脫去膝蓋以下部分的衣物），因此深受女性歡迎。

健康小知識 〈反射療法與疼痛〉雖然腳底按摩十分出名，但其實穴位是分布在全身。在手指貼上膠帶的減肥方式，也可以推測是基於刺激指尖的穴位而繃緊該部位的理論。若與芳香療法結合進行，效果絕佳。

■反射療法的穴位

◎手掌

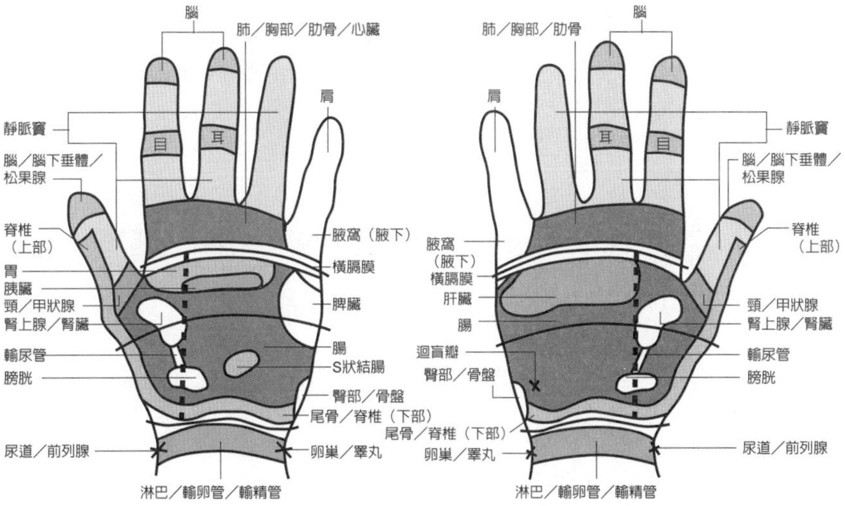

◎腳底

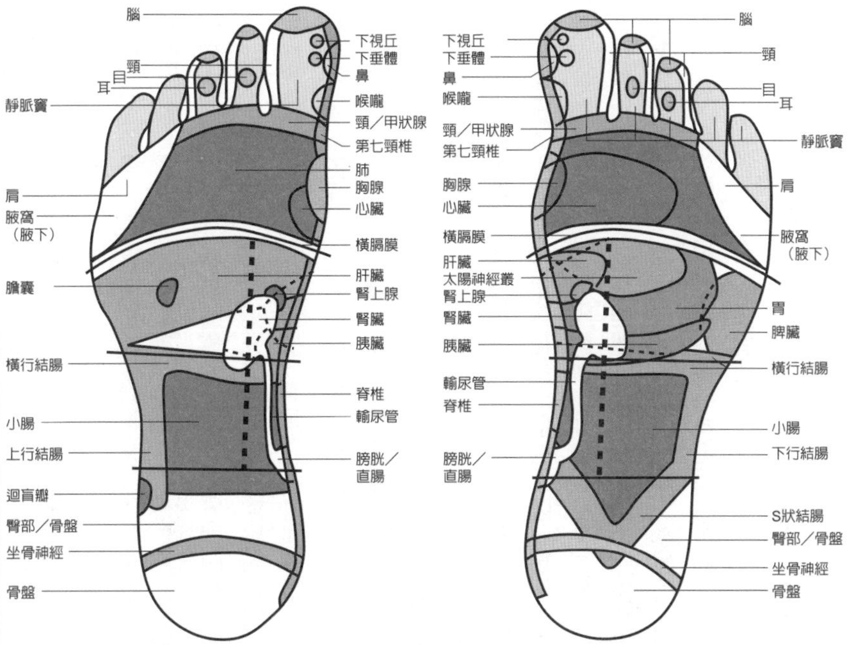

最後手段——手術療法

連疼痛科也束手無策的疼痛

無論是胃潰瘍或腰椎椎間盤突出，抑或是尿路結石，若是服藥、注射或到疼痛科接受神經阻斷術都無法抑制的激烈疼痛，以手術療法當作最終手段是最普遍的作法。

治療疼痛的手術有許多種。在此我針對椎間盤突出、變形性膝關節症、胃潰瘍和尿路結石等四種具代表性的疾病進行說明。

椎間盤突出是指脊椎和脊椎間擔任緩衝角色的椎間盤發生病變，以致椎間盤中央的髓核突出，壓迫到神經，因此導致激烈疼痛。這種劇痛多見於坐骨、大腿及小腿肚等部位，通常屬於單側性症狀。

去除突出的髓核並非困難的手術，重要的是應尋求技術熟練的骨外科醫師執行手術。

變形性膝關節症好發於中年婦女身上，一般認為是由於骨質疏鬆症所引發。不消說，鈣質攝取不足便是最大的主因。症狀輕微者可採用內服藥劑和藥布，或施行電療等方式得到療效，但隨著病情加重，會演變為膝蓋變形的情況，疼痛也變得更嚴重。

在治療上，為了去除因為變形而不平整的關節面，會在膝蓋中注入玻尿酸（Hyaluronic Acid），但有不少案例顯示此治療方式的效果有限。另據說胎盤萃取物的軟骨細胞增殖因子對修復膝關節面有極佳效果，對變形性膝關節症也有不錯的療效。還有部分案例顯示，少量補充女性荷爾蒙能緩和疼痛。

若進行上述治療方式仍無法抑制疼痛時，最後手段還是進行手術治療，主要進行改變關節面角度的骨頭切除術或人工關節置換術等。

導致胃潰瘍的因素很多，但生活在現今複雜的現代社會，壓力可說是排行第一位的元凶。雖然服用胃酸阻斷劑（H_2-Blocker）等內服藥可有效治療胃潰瘍或十二指腸潰瘍等疾病，但除非解決誘發疾病的壓力等因素，否則無法根治。

潰瘍部位太過疼痛或反覆出血時，動手術也是一項選擇，必須與主治醫師仔細討論。手術時將胃酸

健康小知識

〈為何「針灸」有麻醉效果？〉在某些穴位施針，能啓動抑制腦部痛覺的下行性痛覺抑制系統；此外，針灸能釋放內因性嗎啡，進而發揮止痛作用。雖然的確有療效，但對其原理的研究腳步十分緩慢，希望未來能密切注意其動向。

分泌過於旺盛的部位摘除，須進行全身麻醉，合併使用硬脊膜外麻醉，以減低手術中的麻醉劑量，亦能達到術後鎮痛的效果。

尿路結石由於會發生突然襲來的激烈疼痛，所以發作時用「滿地打滾」來形容再傳神不過了。

因為結石在排尿部位活動，而結石停留處便會產生發炎反應，引發強烈疼痛。近年來，體外電震波腎臟碎石術（Extracorporeal Shock Wave Lithotripsy：ESWL）這種治療方式急速發展，昔日必須動手術取出結石的治療方式逐漸減少。

雖然手術療法是最後手段，但能有效治癒疾病的案例不少也是不爭的事實。患者排斥進手術房動刀情有可原，但與其對嚴重的症狀置之不理，不如儘早進行治療，早日回歸正常生活才最重要。

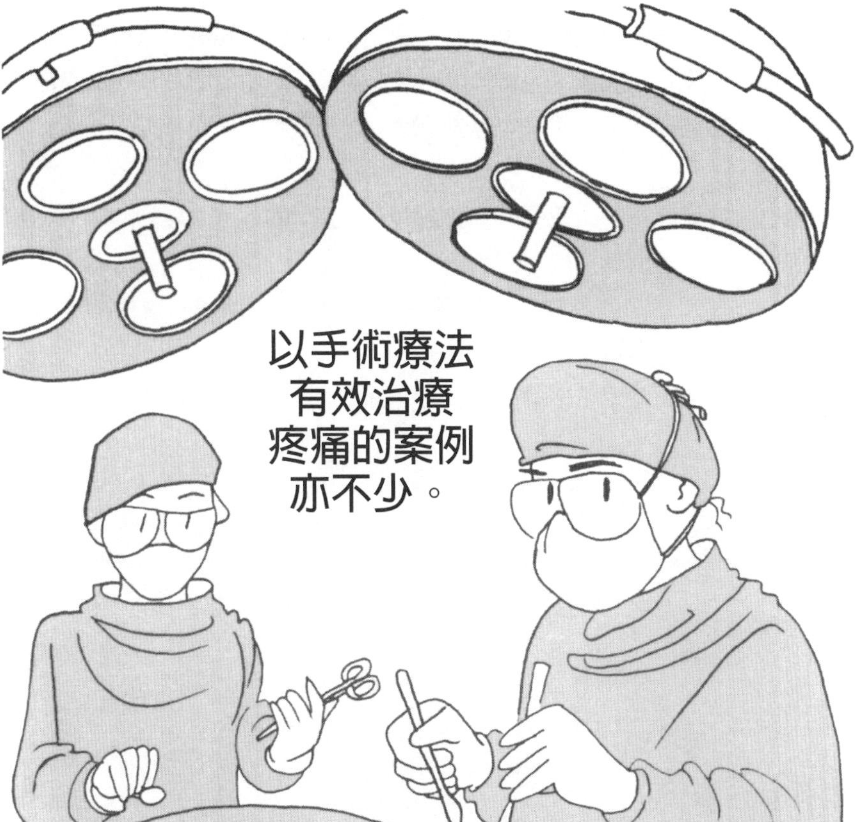

專 欄

藉音樂療法舒緩疼痛

也許由於腦部的疼痛感受部位與主管心理層面的部位相鄰，因而彼此間總是強烈地相互影響。以至於心情上的轉變可能讓激烈的疼痛變得更激烈，或是讓人完全感受不到疼痛。

這些能力都是人類一出生便具備的一種治癒力，也是被當作疼痛抑制機制進行運作的能力。

在此我想介紹比上述機制更有效果的方法──音樂療法。

由於它能在家中簡單進行，所以很適合當作緩和疼痛的入門方法。

當我們聆聽海浪或小溪、風等聲音時，就有一種被拉進大自然懷抱中的感覺，因此極度放鬆心情。這也許就如同小嬰兒一被母親抱在懷裡，聽到母親胸部傳來的心動聲響，就會放鬆、停止哭泣是一樣的道理。

經由近年來的研究得知，以上情況所發出的１／ｆ搖動的頻率，能讓我們全身放鬆，鎮定交感神經的緊張感。

為疼痛所苦的人往往因此足不出戶，但是建議患者應找機會外出，聽聽大自然所演奏的音樂。

也許你會發現，持續多年令人苦惱的疼痛，自己其實並不是那麼在意。

6 章

麻醉的祕密

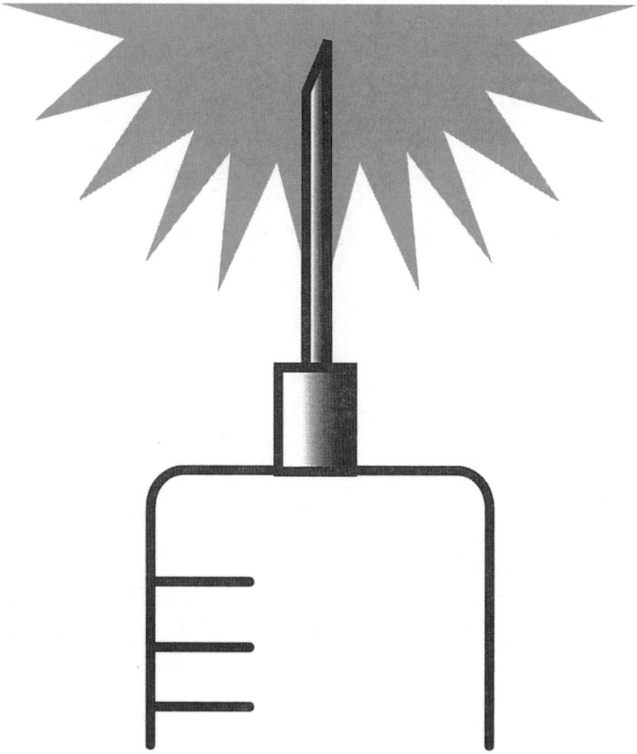

動手術也不覺得痛——麻醉的威力

分為全身麻醉、腰部麻醉與局部麻醉

麻醉這名詞，乍聽之下似乎總給人一種恐怖、危險的印象。

日本開始進行現在這種安全麻醉是一九六〇年後期到一九七〇年前期左右的事。在此之前，動手術是使用局部麻醉藥，一面要患者忍耐，一面壓住拼命掙扎的患者該部位進行手術。

麻醉的目的主要在於儘可能減輕治療或手術引起的身體負擔。也就是說，治療和手術並不只是將身體切開，患者還必須與因為這些動作引起的強烈疼痛與恐怖感奮戰，而強烈疼痛及隨之而來的恐懼感會帶給人莫大的壓力。若能去除這些因素，便能減輕患者身上的負擔。

此外，經由麻醉消除疼痛，患者便不會掙扎亂動，也會使得治療與手術進行得更順利。這種作法對患者本身有極大的好處。

麻醉大致可分為全身麻醉、腰部麻醉與局部麻醉。其中最具代表性的是全身麻醉。

全身麻醉通常是在進行大型手術時，必須嚴密防護患者以進行全身照護時所採用的麻醉方式。

進行全身麻醉時，主要使用吸入式麻醉藥與靜脈麻醉藥，必要時為了止痛甚至也會使用麻藥，以去除患者感受得到的所有疼痛。

全身麻醉時會完全消除患者的意識，由於身體也呈現無法動彈的狀態，所以通常麻醉科醫師會管控患者的脈搏、血壓、呼吸狀況、排尿量及體溫等，若有異常便會進行修正，並與執刀醫師和護士們共同攜手進行團隊合作，因此是努力給予患者最完善的手術與環境的重要存在。

腰部麻醉也稱為腰椎麻醉，在脊椎（主要是腰椎）刺進麻醉針，注入局部麻醉藥劑以暫時麻痺脊椎神經，所以會同時麻醉知覺神經與運動神經。因為對下半身的手術特別有效，所以也稱為下半身麻醉。

雖然所使用的藥劑是局部麻醉藥，但比起牙科等醫師使用的局部麻醉藥還能維持更長的作用時間。

局部麻醉是在諸如手部受傷等

健康小知識

〈麻醉科醫師的一天〉麻醉科醫師的工作場所在手術室，要同時兼顧疼痛科與手術的工作。冬季時由於白天較短，會在天色昏暗時進入手術室，天亮後才回家，所以常常見不到太陽。生活辛苦是麻醉科醫師的一大特徵。

必須縫合傷口，或切開從皮膚生出的膿瘡以取出瘡中的膿時所使用的麻醉手段。牙科醫師洗牙或拔牙時使用的麻醉，以及疼痛科進行的神經阻斷術，也都屬於局部麻醉。局部麻醉時使用稱為局部麻醉藥的藥劑，讓皮膚上的神經暫時麻痺，以得到麻醉的效果。

麻醉的種類

全身麻醉

進行大型手術時，必須對患者進行全身照護時採用。

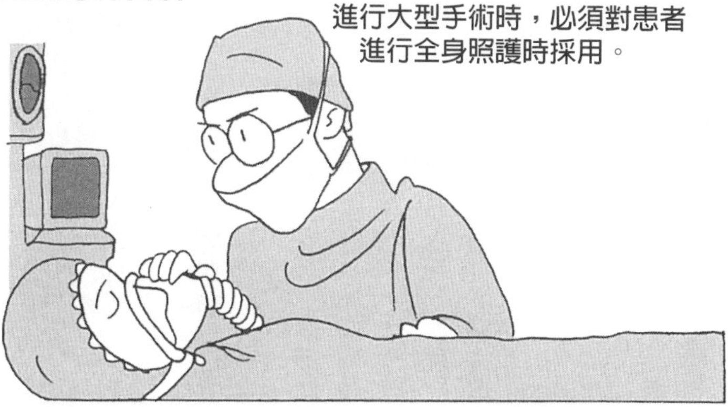

腰部麻醉

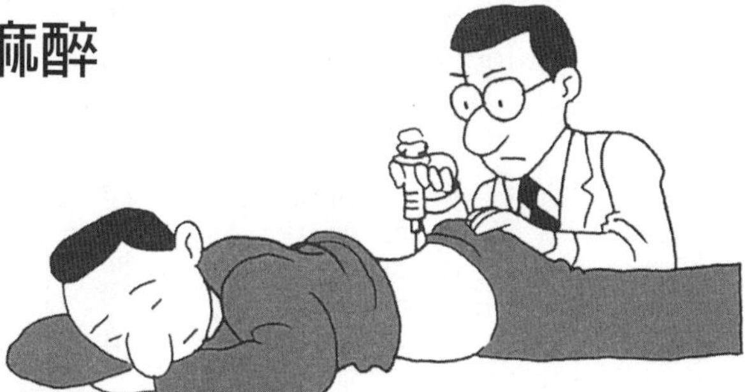

在腰椎進行注射，
以暫時麻痺脊椎神經，對下半身的手術特別有效。

局部麻醉

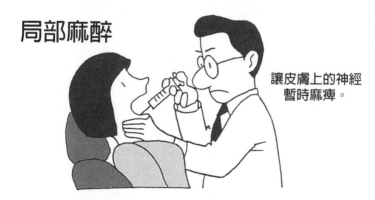

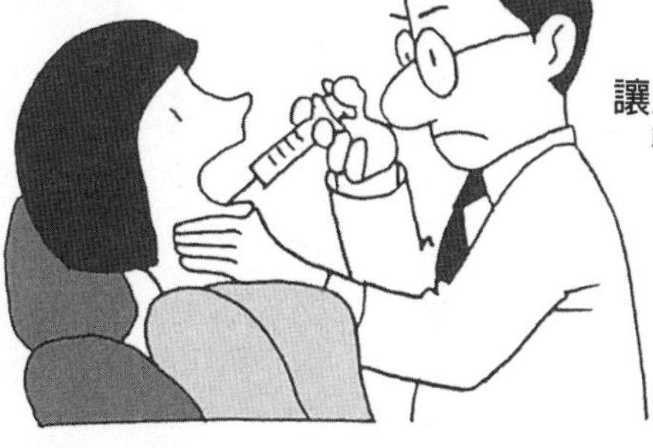

讓皮膚上的神經暫時麻痺。

全身麻醉程序

有時全身麻醉也會使患者無法進行自發性呼吸

進行大型手術時，便會對患者施行全身麻醉。此時會使用吸入式麻醉藥與靜脈麻醉藥劑，以完全消除患者的意識，使患者呈現完全無法活動的狀態。為了讓手術順利進行，也會使用肌肉鬆弛藥劑，這將使得患者連呼吸都無法自行進行。因此全身麻醉時，患者是置身於完全由麻醉科醫師管控的情況下。

全身麻醉分為兩種，一種是施用肌肉鬆弛劑使患者的肌肉運動完全停止，另一種是不施用肌肉鬆弛劑讓患者能自行呼吸。當患者的呼吸完全停止時，必須藉由人工呼吸器讓患者接受強制性呼吸。因此，全身麻醉總讓人有種危險的印象。但是經驗豐富的麻醉科醫師，會從麻醉一開始到結束為止只針對患者一人進行照護，所以無須擔心。

一般來說，全身麻醉時會在氣管內插入呼吸用的細管，從這裡進行呼吸控管。

無論哪一種麻醉都一樣，必要時便進行麻醉，不必要時便必須讓患者甦醒以恢復原先狀態。因此必須尋求好用的藥劑，並進行各種研究以開發更多藥劑。

全身麻醉主要使用吸入式麻醉藥劑與靜脈麻醉藥劑兩種。吸入式麻醉藥包括將有鎮靜作用的笑氣直接輸入氣管，以及使用汽化器將呈瓦斯狀態的 Sevoflurane、Isoflurane、Enflurane、Halothane 等麻醉藥劑輸入氣管。透過肺部進入血液的吸入式麻醉藥，會快速到達腦部，抑制中樞神經，發揮麻醉的效用。

以下簡單說明接受全身麻醉的程序。

一般來說，會請患者在手術前幾天就住院，以便在醫師照護下為動手術作準備。直到手術前一天，麻醉科醫師都會到病房診察患者的狀態。除非是必須禁食的狀況外，前一天的晚餐仍可攝取簡單食物，但晚上九點後連飲水都禁止。由於醫院的規定及接受的手術種類多樣，患者務必遵循恰當的指示。

動手術當天早晨，患者須從病

健康小知識

〈麻醉科醫師的工作〉麻醉科醫師負責執行手術的麻醉、於加護病房進行術後與重症患者的管理，以及在疼痛科等地進行疼痛的門診治療。因此他們需具備廣泛的知識與技術，不只擁有醫師執照，也要有麻醉師執照。

房移動至手術室。為了讓患者在麻醉和手術時不產生異常反應，所以進行肌肉注射，然後送往手術室。

通常進行肌肉注射時也併用具鎮靜作用的藥劑，所以有的患者不久便逐漸失去意識。進入手術室後開始打點滴（有時在病房就先打點滴），並替患者戴上氧氣罩。因為使用百分之百純氧，所以患者每次呼吸幾乎等於五次大口深呼吸。

此時會從點滴中注入靜脈麻醉藥劑，不知不覺就開始發揮麻醉效果。當患者充分麻醉，麻醉科醫師便在氣管中插入呼吸管，開始為患者進行呼吸管控工作。手術中點滴與排尿的控制，及血壓、脈搏及出血量等，全都由麻醉科醫師把關。出血過多需要輸血，也是由麻醉科醫師進行。當患者沉睡時，麻醉科醫師是幫助患者毫無壓力地接受手術以恢復健康的重要角色。

■手術臺周邊配置圖

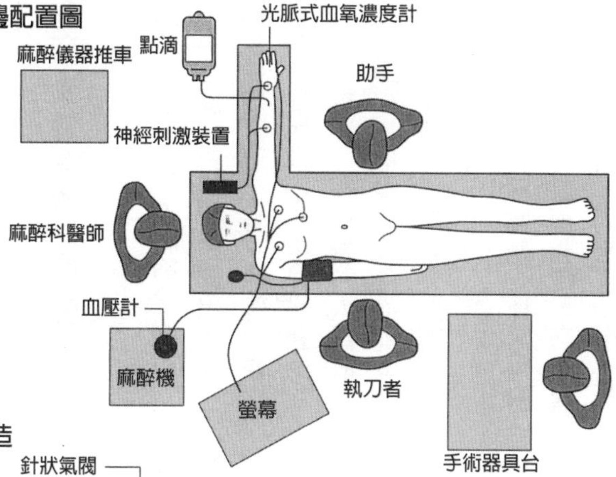

■麻醉機構造

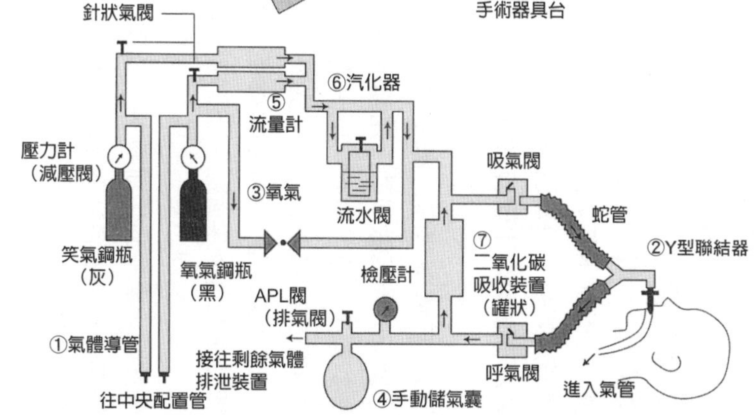

腰部麻醉程序

主要對下半身有效的麻醉手段

腰部麻醉是指在通過背骨的脊髓神經中注入麻醉藥劑的方法，又稱為腰椎麻醉或下半身麻醉。

腰部麻醉所注入麻醉藥劑的部分就屬腳部。

在充滿脊髓以保護脊髓的液體（腦脊髓液）中，注射作用時間較長的局部麻醉藥劑。為了使藥液停留在注入部位，須注意儘可能深入注射。若藥液擴散超過需要部位，麻醉程度也會變廣，可能發生血壓降低、噁心、嘔吐、呼吸抑制及頭痛等副作用。

腰椎麻醉是直接麻醉脊髓這條傳遞疼痛訊號給大腦的通路的方式。具體加以說明，是讓患者如左頁圖示橫躺在病床上，頭向身體中央靠攏、雙手抱膝，全身呈圓形。接著消毒背部，在背骨刺入麻醉針頭，意即在腰椎第二、三節稍下方部位，瞄準稱為馬尾（外形如馬的尾巴）的細神經叢，注入麻藥。

注入此處的藥劑是一種常用的粉末藥劑。因為這種藥劑可自由選擇溶劑，其優點是能根據使用溶劑的異同有效控制麻醉範圍。

舉例來說，必須麻醉患者的左腳時，讓患者朝左側身躺下，並使用比重大的溶劑溶解麻醉藥。由於麻醉藥的比重較大，便會因為重力的關係集中到下側的左腳上。

也因為如此，腰椎麻醉只要選擇必要部位進行麻醉即可，未被麻醉的部位不會有任何影響，可說是一種非常安全的麻醉方式。

腰椎麻醉還有稱為鞍狀阻滯麻醉（Saddle Block）的特殊方法。

所謂「鞍」是指腳踏車的坐墊或馬鞍，由於是在人們坐在腳踏車座墊或馬鞍上時接觸的部位以麻醉藥劑進行阻斷（阻斷疼痛的訊號）的方式，因而得名。

進行腰椎麻醉一般會讓患者維持左下或右下的體位，而鞍狀阻滯麻醉是坐在病床或椅子上進行。患者的身體稍微向前方彎，將麻醉針頭刺進背部，由於注入的麻醉藥是以比重較大的溶劑溶解，所以麻醉藥的作用只侷限於臀部，也就是只

健康小知識 **〈與麻醉科醫師交朋友有好處？〉**由於麻醉科醫師參與許多手術，所以對於哪一位外科醫師技術好、哪一位技術差，最了然於心。必須動手術時，接受麻醉科醫師診斷，請他介紹好的外科醫師，也是不錯的方法。

■脊椎周邊剖面圖

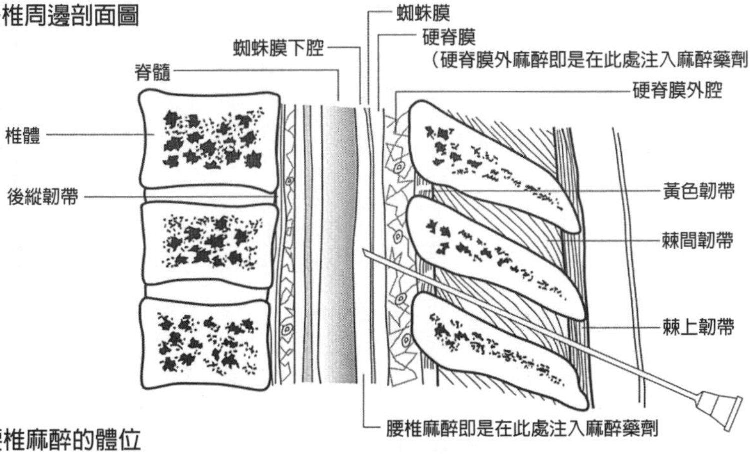

■腰椎麻醉的體位

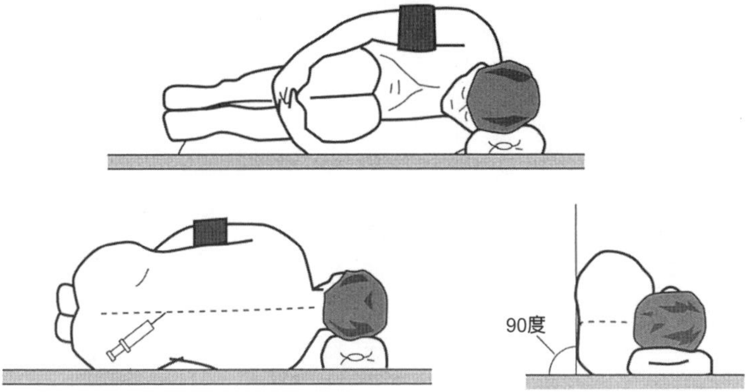

在臀部接觸坐墊的部位產生效果。由於限制了麻醉範圍，所以是一種更安全、副作用亦少的腰椎麻醉。較狀阻滯麻醉大多使用於痔瘡或肛門手術。

另一種比前述的腰椎麻醉更能限制有效範圍的麻醉，是稱為硬脊膜外麻醉的麻醉方式。

硬脊膜外麻醉在疼痛科門診也經常使用。施行時，患者維持和腰椎麻醉相同的體位，然後將消毒過的麻醉針頭刺進欲麻醉的部位。到這步驟為止，腰椎麻醉和硬脊膜外麻醉的過程大致相同。

但是兩者所使用的麻醉針頭不一樣。硬脊膜外麻醉使用「Touhy」這種特殊針頭，以麻醉針的尖端刺進脊髓神經外側的硬脊膜外的部位，注入麻醉藥劑。

硬脊膜外麻醉和局部麻醉密切相關，我將在下一單元繼續說明。

局部麻醉程序

普通的縫合與治療等使用的神經阻斷術

到目前為止，已經說明了全身麻醉和腰部麻醉，但若要說最為一般人所熟知的麻醉方式，非局部麻醉莫屬。

局部麻醉就如字面上的涵義，是一種只在必要部位進行麻醉的方式。最常見的例子，如牙科醫師在洗牙或拔牙前的注射，便是使用局部麻醉藥劑。

為什麼局部麻醉藥劑會有效？簡單地說，因為神經在傳達疼痛訊號時，必須有鈉，而麻醉藥抑制了鈉的作用，便形成疼痛訊號無法傳遞的狀態。

利用局部麻醉的治療方式，包括已在第五章說明的神經阻斷術，以及上一單元述及的硬脊膜外麻醉。此外，也會應用在術後麻醉藥消退後的止痛、無痛分娩以及癌症止痛等方面。

【術後進行腰部硬脊膜外麻醉】

相信沒有人會喜歡動手術剖開肚子。當然在手術進行中，由於麻醉的效力，患者並不會感到疼痛；在麻醉藥力消退、剛甦醒的那段時間裡，由於患者還處於昏昏沉沉的狀態，所以也不太感覺得到疼痛。但是手術完經過兩、三個小時後，患者就會開始感受到劇烈疼痛。只是腹部手術並不允許使用口服止痛藥，雖然醫師也會以栓劑或靜脈注射來止痛，但是能確實止痛的還是只有靠硬脊膜外麻醉。

硬脊膜外麻醉是只在欲止痛部位進行麻醉的方式，醫師會事先於脊椎的硬脊膜外腔插入管子，在必要時刻注入局部麻醉藥劑，或是使用管子等工具持續注入麻醉藥，這種方式能使患者完全不感到疼痛。

【無痛分娩安全嗎？】

合併使用局部麻醉藥劑與硬脊膜外麻醉，可以有效排除各種疼痛。例如要免除生產時的疼痛，可採取無痛分娩的方式。

在美國，無痛分娩比例已高達九〇%，但在國內占的比例仍低。我也曾聽過較年長的婦產科醫師表示：「嚐過生產痛楚才能當一位好母親，無痛分娩像什麼話！」

健康小知識

〈局部麻醉注射何處？〉局部麻醉藥劑在切開或縫合皮膚時注入皮下組織，傷口較深時注入肌肉組織，大範圍使用時注入靜脈和神經中，進行脊椎麻醉或硬脊膜外麻醉等下半身麻醉時注射於背骨附近，其使用方式多元，便利又安全。

然而現今已是少子化時代，因此希望能擁有更高品質的生產過程的人也日漸增加。

【排解癌症的疼痛】

癌症的疼痛可說是人類能感受到最強烈的疼痛，因此近年來也確立調節嗎啡使用量以不發生副作用為前提來止痛的方式。但只要癌症的疼痛一增強，醫生便須增加嗎啡用量，最後導致患者失去意識，整天呈現恍惚狀態，也無法與家人共度人生最後且最重要的時光。

在之前的章節中已說明，人類對於嗎啡有特殊的受器，這受器並不只是大腦，還包括了脊髓。

硬脊膜外麻醉由於可在脊髓上的受器附近注入嗎啡，因此以少量用藥就能達到效果。如果患者受癌症的疼痛所苦，為了能保持做人最終的尊嚴，硬脊膜外麻醉是務必要利用的一種止痛方式。

■無痛分娩的局部麻醉法

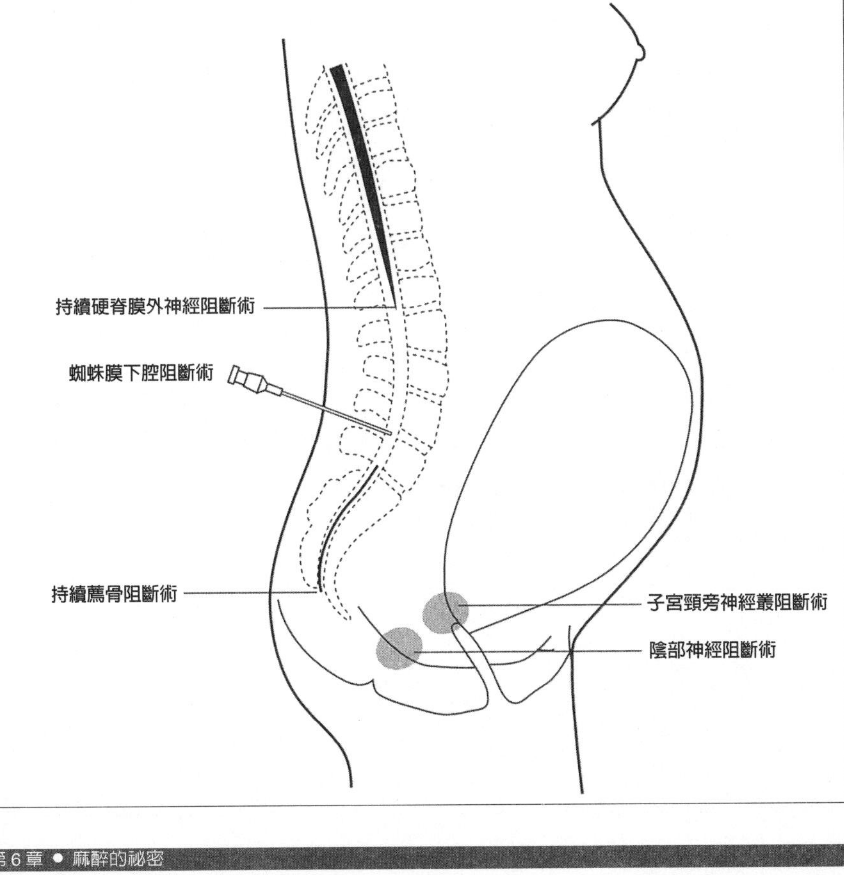

專欄

麻醉的歷史

麻醉的歷史出乎意料地悠久，據研究報告顯示，早在古巴比倫、古希臘與古埃及時代，便開始使用大麻、曼陀羅花等植物來治療牙痛或手術疼痛。

使用具有鎮靜作用和催眠作用的植物來止痛，也可說是古代的一種麻醉方式。

此後隨著近代醫學發展，19 世紀時，開始著手進行如何在外科手術中應用麻醉的各項研究。1845 年，牙科醫師威爾斯首創將笑氣應用於拔牙。1846 年，摩頓（W. T. G. Morton）利用乙醚進行全身麻醉。1847 年，辛普森（J. Y. Simpson）將氯仿（Chloroform）應用於全身麻醉當。1853 年，英國維多利亞女王生產利奧波德王子時，約翰．斯諾（John Snow）利用氯仿為女王進行無痛分娩。

若說到醫學，德國曾是全世界醫學最先進的國家，但若說到麻醉的發展，則非美國莫屬。因此也可以說是美國醫學取代德國醫學得到長足的進展。

其中是否能以安全的氣管內插管進行呼吸控管，便是兩國醫學角力的勝負關鍵。而以氣管內插管來進行全身麻醉，則於 1878 年在英國首先施行。

無論何種麻醉方式，都只有在必要時進行麻醉，非必要時就須讓病患甦醒，恢復身體原本的狀態。因此醫學界才會不斷尋求好用的藥劑，並進行各種研究，以開發各式麻醉藥。

7章

導致嚴重疼痛的疾病與治療法

疼痛時應冰敷還是熱敷？

是否發炎是判斷關鍵

相信許多人在疼痛發生時，會對於該冰敷還是熱敷十分地迷惘。

原則上，對於腰痛、膝痛等骨外科領域的急性疼痛使用冰敷，對於慢性疼痛則使用熱敷，其判斷關鍵在於患部是否有發炎反應。

舉例來說，腰部忽然扭傷、閃到腰，必須馬上休息並冰敷患部，不可進行熱敷。因為扭傷時患部出現發炎、發熱的反應，導致該部位的血液循環惡化，造成肌肉僵硬。如果此時熱敷患部，發炎情況會愈發嚴重，肌肉變得更加僵硬，扭傷的狀況就更趨惡化。

若要減輕發炎症狀，首先必須用冰敷袋等工具冰敷患部。等過了一、兩天後，若發炎和疼痛狀況減緩，再用簡易的熱敷工具熱敷。

跌打損傷、挫傷、肌肉拉傷、脫臼以及抽筋等受傷的情況也一樣，在受傷後馬上冰敷，能有效消炎止痛。

我想大多數人在牙齒和牙齦疼痛時，應該都會選擇冰敷，這種情況也因為患部有發炎及發熱症狀，所以藉冰敷來消炎，便能有效緩和疼痛。若必須接受牙科醫師治療，則絕對要使用冰敷鎮靜患部。

此外，一般人頭痛時會冰敷額頭，不過其實冰敷或熱敷都可行。將浸過冰水的冰毛巾放在額頭上，會讓人感覺舒暢；若以熱毛巾取而代之，仍然很舒服。

然而，突然發生劇烈疼痛的情況，有時也需要熱敷。

例如，長期處於激烈運動和勞動狀態下以致肌肉疼痛時，肌肉組織會累積乳酸等化學物質，這時要捨冰敷改熱敷，以增進血液循環，放鬆肌肉。

另一方面，針對慢性疼痛，原則上需對患部進行熱敷。因為患部的血液循環惡化，導致肌肉僵硬，若熱敷該部位，不但能改善血液循環，也能讓肌肉恢復柔軟狀態，大幅減輕其產生的症狀。

至於導因於內臟疾病引起的疼痛，不能冰敷。一般來說，此時熱敷比冰敷對人體好，但若罹患胃潰

健康小知識 **〈冷氣不好？〉** 冷氣的冷風一吹到身上，該部位的溫度便降低。如此一來，人體的血管收縮，導致血液循環惡化，會產生疼痛的惡性循環。因此感到疼痛的人必須注意不要讓身體太冷，維持使身體不流汗的溫度便是人體最佳溫度。

瘍等疾病，即使熱敷能得到暫時的效果，但之後也許反而會有疼痛增強的情況。

所以無論是冰敷或熱敷，最好都不要有使用的機會。總括來說，內臟疾病很可能導因於各種疾病，所以必須嚴加注意。

在使用方法上，熱敷時利用簡單的加熱器或熱毛巾就能達到一定的效果，但使用加熱器時須注意避免灼傷。

冰敷時用冰塊製作冰敷袋等工具，接著在患部連續冰敷二十分鐘，然後休息一小時，再繼續冰敷二十分鐘，如此反覆進行。也可以採用將毛巾浸入加冰塊的水中然後擰乾使用的冰敷方式，但對身體深處部位而言，用冰敷袋較有效。

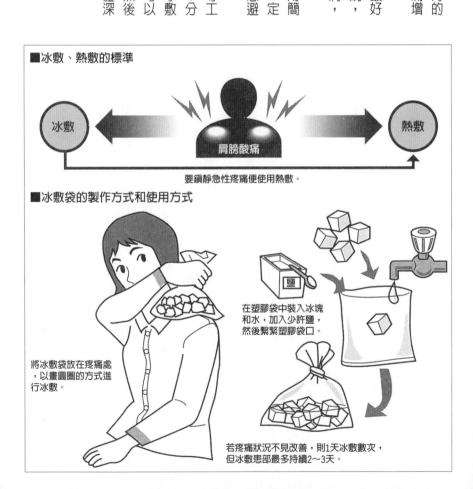

■冰敷、熱敷的標準

肩膀酸痛

要鎮靜急性疼痛便使用熱敷。

■冰敷袋的製作方式和使用方式

鹽
在塑膠袋中裝入冰塊和水，加入少許鹽，然後繫緊塑膠袋口。
將冰敷袋放在疼痛處，以畫圓圈的方式進行冰敷。
若疼痛狀況不見改善，則1天冰敷數次，但冰敷患部最多持續2～3天。

頭痛的種類

偏頭痛、緊張型頭痛與叢發性頭痛三種

典型的頭部疼痛即為頭痛，而頭痛又分為偏頭痛、緊張型頭痛與叢發性頭痛三種。

偏頭痛是一種血管性頭痛，也是最具代表性的頭部疼痛。它有兩個徵兆：一是看見S型或閃電型光芒；二是出現某部分視野不清的閃輝暗點（Fortification Spectrum）症狀。這些預兆症狀發生時並不會頭痛，但不久便有強烈疼痛襲來。

血管性頭痛是頭部原有的擴張與收縮功能發生異常所導致，引起這種異常的關鍵是腦內化學物質血清素與組織胺。此外，頭痛發作也與遺傳有關，加上壓力、女性荷爾蒙分泌變化、攝取特定食物及氣候變化等因素，便引發血管性頭痛。

偏頭痛好發於二十多歲的年輕人身上，但也有十多歲青少年發作的案例，男性患者較女性患者多。頻繁時一週約發作二至三次，一次頭痛大多持續數小時便會停止，時間長時也會有持續三天的情況。

患者多會在頭部單側感受到頭痛，也可能頭部兩側都覺得疼痛，進而擴及整個頭部，甚至發生讓身體完全無法動彈的激烈疼痛，只要身體一活動，疼痛就加劇。此外，也常見嘔吐及頭暈目眩等症狀。

患者發生偏頭痛時，還會變得對光線與聲音特別敏感，不但覺得周圍環境很刺眼，也會覺得周遭聲音很吵雜。

緊張型頭痛較常見於中高年成人，且好發於男性。這種頭痛是頭蓋骨上的肌肉持續收縮所引起，是一種伴隨著微弱壓迫感的疼痛，感覺就像頭上戴了一頂太緊的帽子，或是頭部緊束了一條帶子。

不少人表示頭痛的感覺從頸部延伸到後腦杓，也有人表示整個頭部都感覺疼痛。許多案例中的患者亦表示，頭痛時伴隨著肩頸僵硬、噁心、暈眩及全身倦怠感，這種情況被認為導因於精神與身體上的壓力。此外，也有緊張型頭痛與偏頭痛同時發作的混合型頭痛。

叢發性頭痛也是一種血管性頭痛，雖然發作機會少，卻是慢性頭

健康小知識　**〈為什麼感冒會引起頭痛？〉**感冒發燒會引發頭痛，這是由於頭部周圍或頸部肌肉僵硬，導致血液循環惡化所引起；或是發燒導致血流量增加，由於血管異常運作，所以才會產生疼痛。此時冰敷降低體溫，便能有效舒緩疼痛。

痛中較嚴重的一種。如地震的「群震」般，在某一特定時間或每天都固定發生，因而得名。叢發性頭痛好發於十多歲到三十多歲的青壯年身上，男性患者占壓倒性多數是其特徵。

叢發性頭痛患者在無任何徵兆下便突然遭強烈頭痛侵襲。頭痛發生的頻率普通，一年約一至二次，但也有兩、三年發作一次或一年發生數次的情況。單側眼睛深處及其周邊產生激烈疼痛等伴隨的眼部症狀，也是叢發性頭痛的特徵之一。

此種頭痛的成因與傳達訊息至腦部神經的物質「血清素」有密切關係。由於血清素減少，頭蓋內的血管擴張，其周邊產生發炎反應，所以導致頭痛發生。

其他還有在骨外科中可見，頸部骨骼（頸椎）及肌肉引起的頸因性頭痛。

■頭痛的原理

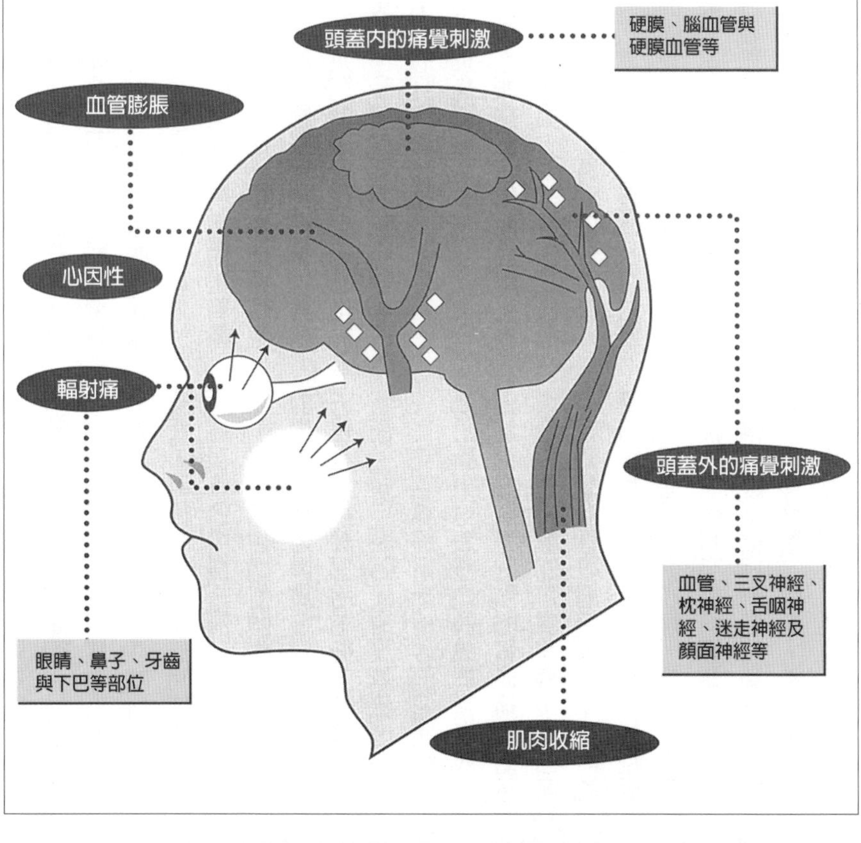

頭痛的治療法

服用止痛藥或使血液循環恢復正常的藥

治療慢性頭痛，使用止痛藥是最常見的方式，但並非對每個人都有效，且藥效也只能解燃眉之急，一停止服藥，疼痛便又捲土重來，有時連續服用也可能失去藥效。

治療偏頭痛時，除了服用止痛藥，同時也會使用抑制血管過度擴張和收縮的藥劑，但持續服用血管收縮藥劑會引發其他頭痛症狀。此外，這類藥劑服用過多有可能導致腦梗塞或心肌梗塞，所以必須注意偏頭痛惡化為動脈硬化的高齡者。

治療緊張型頭痛則使用止痛藥或消炎止痛藥，在一般藥局均有販售。然而若藥物服用量過多，腦部疼痛調解系統的運作會更為惡化，因此醫師也會開立調節肌肉緊張與鬆弛平衡的肌肉鬆弛劑，以及活化血清素的抗憂鬱藥劑。

叢發性頭痛患者即使服用止痛藥或消炎止痛藥，大多無法止住疼痛，因此必須前往醫院接受治療。治療方式是進行氧氣吸入及注射較新型的血管收縮劑Sumatriptan，這種藥代替血清素抑制血管擴張，有效治療叢發性頭痛和偏頭痛。

通常頭痛會涉及壓力等精神層面，因此頭痛專科醫師也指導患者如何放鬆心情。慢性頭痛患者不累積壓力並懂得排解壓力十分重要。

若尋求頭痛專科醫生治療，約有七〇%左右的頭痛症狀可治癒或緩和，但仍有三〇%無有效方式，只能在生活中與疼痛共存。

對於這類型的頭痛，最有療效的便是神經阻斷術。治療頭痛進行的是星狀神經節阻斷術、枕神經阻斷術、頸神經阻斷術等療法。

交感神經阻斷術中的星狀神經節阻斷術對治療偏頭痛非常有效。由於偏頭痛是腦部血管收縮、血液循環惡化引發的疼痛症狀，而自律神經支配血管收縮與擴張，其中的交感神經一緊張，作用便會特別明顯，讓血管過度收縮。若阻斷交感神經，能緩和交感神經緊張，安定自律神經，便緩解血管過度收縮，有效消解疼痛。此外，神經阻斷術治療頸因性頭痛也很有效。

健康小知識

〈喉嚨痛的治療方式〉喉嚨部位有許多淋巴腺，以監控侵入人體的細菌或病毒，然而此部位一旦受感染，便會紅腫疼痛。除了以止痛藥或抗生素治療外，漱口也能有效緩和疼痛。芳香療法的茶樹精油可同時消除疼痛和發炎狀況。

頭痛的種類

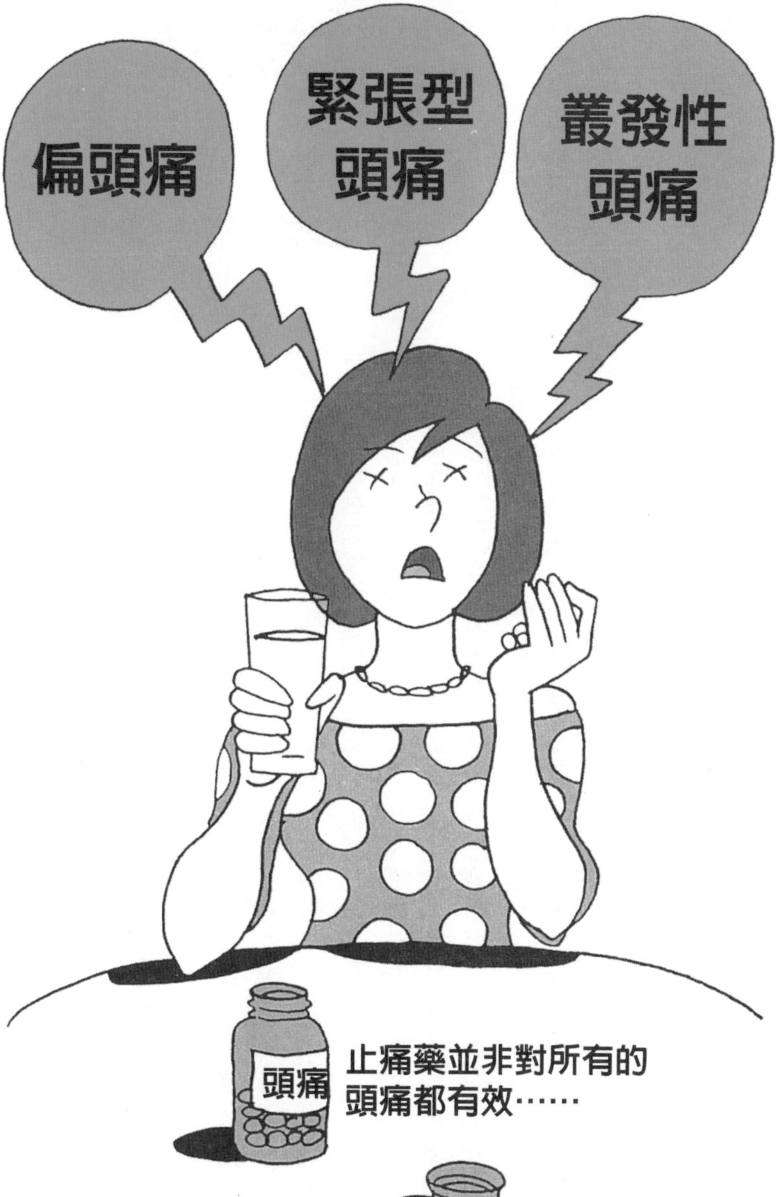
偏頭痛
緊張型頭痛
叢發性頭痛
頭痛
止痛藥並非對所有的頭痛都有效……

顏面疼痛與治療法

許多疼痛是由於三叉神經所引起

顏面疼痛可能導因於多種的疾病，其中最具代表性的是三叉神經痛，特徵是發作時疼痛異常激烈，只是輕輕接觸臉部，或是吃東西、說話等日常生活中的動作刺激，也會誘發發作式疼痛。

當疼痛一發作，患部便產生針刺般的激烈疼痛，在數秒到數分鐘間襲擊患者；待發作停止，疼痛也會消失。一旦發作，輕微的刺激也會讓患者再度遭發作性疼痛侵襲。

這種疼痛好發於四十歲以上的人身上，尤其是五十至六十歲左右的人，而女性的發生率約是男性的兩倍以上。

發生原因在於位於腦部側面的三叉神經受到周圍血管壓迫，因而產生疼痛。其他還包括導因於複雜性區域疼痛症候群第二型、反射性交感神經失養症及三叉神經疱疹的情況也不少。

複雜性區域疼痛症候群第二型是指拔牙或外傷、手術的後遺症引起的疼痛發作，是由於末梢神經損傷所引起。雖然疼痛起於受傷部位的三叉神經，但疼痛範圍會逐漸擴大，導致整個顏面都感受到疼痛。

至於神經沒有任何損傷或損傷輕微，疼痛仍然持續發生的情況，便稱為反射性交感神經失養症。

三叉神經疱疹（帶狀疱疹）是由於水痘病毒引起的單純性疱疹。疱疹病毒在水痘痊癒後仍持續潛伏在顏面神經、三叉神經與肋間神經等部位，當身體的免疫力低落，便開始活動，進而演變成帶狀疱疹。在皮膚科，一般都使用抗病毒藥劑治療三叉神經疱疹。但如果延遲治療，便無法完全治癒，不但會慢性化（Chronic），且本以為痊癒的三叉神經疱疹，卻又會引起帶狀疱疹後神經痛。

罹患帶狀疱疹後神經痛，雖然在治療上有難度，但若進行神經阻斷術則可有效改善。針對三叉神經的神經阻斷術是進行星狀神經節阻斷術與三叉神經阻斷術。只是慢性化疾病較難以治療，所以我建議患者在初期便進行神經阻斷術。

健康小知識

〈膿瘡與疼痛〉青春痘等膿瘡化膿後，便會引發疼痛，這是由於組織產生感染，以及膿瘡壓迫到組織周圍而引起疼痛。一般來說，切開並排出膿瘡後，疼痛便立即治癒。比起持續為疼痛所苦，積極排出膿瘡才能早日脫離苦海。

■針對顏面疼痛的治療

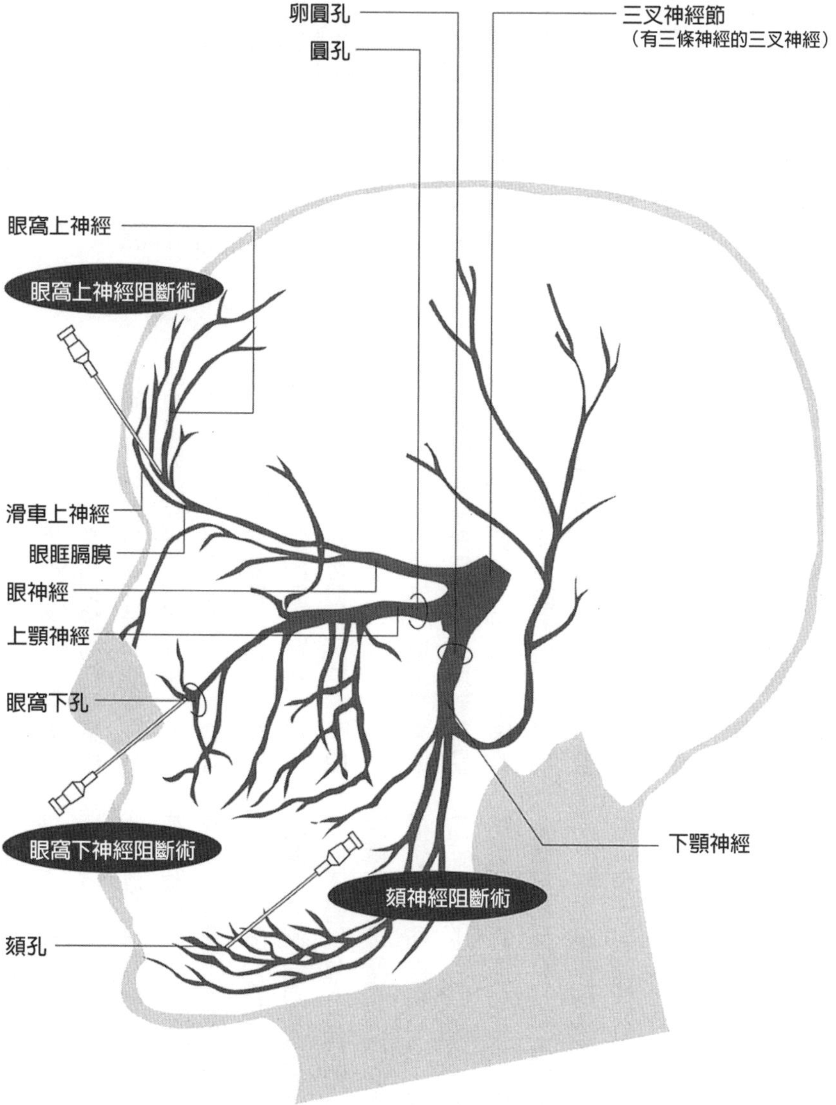

牙齦疼痛與治療法

大多是因細菌引起的牙周病

牙齦疼痛主要是由牙周病所引起。牙周病是牙齦炎和牙周炎的總稱，這兩種都是由於口中細菌直接影響所導致的疾病，只是細菌的種類不相同。

如果任憑口中髒汙，食物殘渣便成為細菌的溫床，讓細菌繁殖，累積成牙垢（牙菌斑）。牙垢附著於牙上若置之不理，便形成堅硬的牙結石。在牙齒和牙齦的交界累積牙結石，細菌分泌的酵素便會在牙齦引發發炎反應，這是牙齦炎的第一步。格蘭氏陽性菌在牙垢上繁殖，使口部內側變得黏稠，牙齦紅腫，洗牙時產生出血等症狀。在這一階段，若去除牙垢和牙結石，便能治癒這些症狀。

如果對此仍置之不理，牙齒和牙齦間的溝槽持續累積牙垢和牙結石，形成牙周囊袋，如此一來便導致牙周炎，不但牙齦發炎，也容易出血，並在患部產生膿水，口臭變嚴重，牙齦也產生刺痛感。

罹患牙周炎時，牙周囊袋裡的牙垢和牙結石中會繁殖格蘭氏陰性菌，這種細菌將對身體帶來不良影響，因此體內的免疫系統會與之戰鬥。隨著牙周炎惡化，支撐牙齒的骨頭（齒槽骨）崩解（產生疼痛），牙齒隨之脫落，這就是細菌與身體戰鬥的結果。

既然牙周病是細菌所引起的疾病，預防和改善的首要作法便是刷牙。手持牙刷呈直立狀，仔細地將牙齒和牙齦交界處及齒間空隙刷洗乾淨，清潔齒間汙垢使用牙間刷。

不過也有人雖然勵行刷牙，並注意清潔牙齒和口腔衛生，卻仍然罹患牙周病；相反地，有些人即使口腔不衛生，但仍然不會發生牙周病或蛀牙等情況。其中理由應與個人體質和免疫力有密切關係。

例如糖尿病患者容易罹患牙周病，更年期女性的牙周病可能突然加劇，尤其是更年期罹患骨質疏鬆症者的這種傾向特別顯著。

若確診罹患牙周病，首先當然必須接受牙科醫師治療，但調整身體狀況、維持免疫力，也很重要。

健康小知識 **〈事故與頸椎挫傷〉**因為追撞等造成頸部挫傷，頸部肌肉過度拉扯而疼痛，稱為外傷性頸部症候群。由於強烈的心理因素，認為交通事故和頸椎挫傷密切相關，並非好現象。汽車裝設安全氣囊能降低這層擔憂，但最好是繫上安全帶。

■牙周病的原理

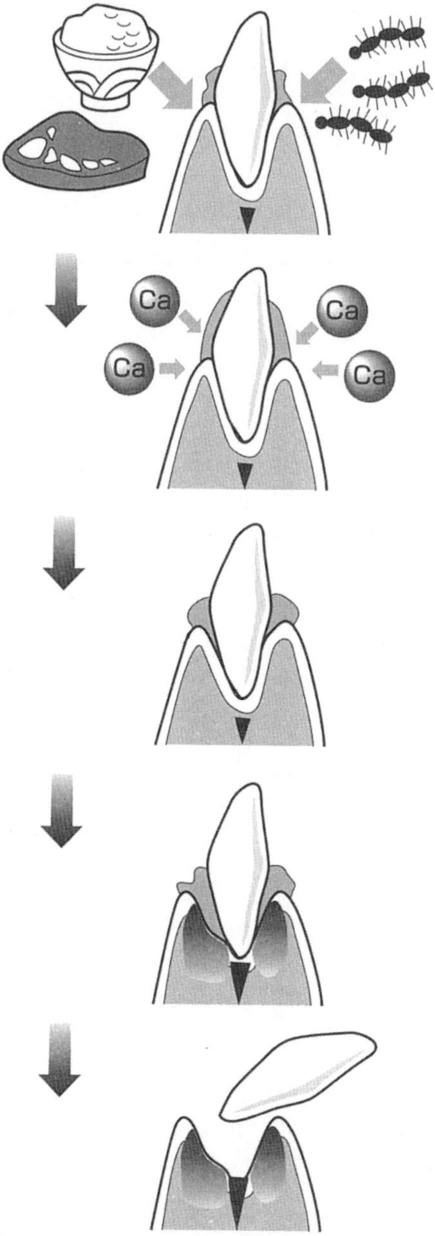

食物殘渣繁殖突變形鏈球菌等細菌而產生牙垢。

牙垢產生鈣化，導致牙結石的發炎反應。此時牙齦會紅腫並產生疼痛。→變成牙齦炎

牙結石變大，擴及牙齒和牙齦間（牙周囊袋）。牙齦有刺痛感。→變成牙周炎

隨著症狀嚴重，齒槽骨崩解，神經受損害，疼痛加劇。

牙齒脫落。

下巴疼痛與治療法

牙齒咬合異常和咬合不正是主要原因

下巴疼痛多半導因於顳顎關節症。由於患者下巴關節勉強施力，造成關節內部損傷，導致下巴產生發炎反應。主要症狀是張嘴和咬合時會感到疼痛。

此外，關節內扮演緩衝角色的關節盤發生變形，下巴骨骼的關節頭卡住，關節內出現雜音，也會產生無法張口的症狀，甚至伴隨著頭痛、頸部、肩膀和背部疼痛，以及耳鳴、暈眩等症狀。

這些症狀可能在顳顎關節的關節盤異常時發生，也可能在無異常的情況下引發。無論如何，都是由於包圍顳顎關節的肌肉產生異常緊張所導致。

可能原因在於牙齒的咬合異常與咬合不正。牙齒因磨損而變小、假牙或拔牙後對牙床置之不理，便會導致這種疾病。此外，若假牙和蛀牙所填入的金屬過高或過低，同樣也會形成咬合不正的狀況。

還有導因於下巴的骨骼、關節異常，或是導因於外傷性頸部症候群、跌打損傷、外傷等急性發作。

此外還有現代人常見因精神壓力過大導致的下巴疼痛。受壓力影響，患者常習慣性咬緊牙根或磨牙，也會造成肌肉僵硬與疼痛等症狀。

治療上首先會以去除關節過多的負擔為目的。如患者有習慣性磨牙或咬緊牙根等習慣時，可在嘴中放置口腔咬合器。

服用藥物除了消炎鎮痛劑與肌肉鬆弛劑、減壓的精神安定劑外，也會在關節內注射局部麻醉藥劑與類固醇。

若導因於牙齒咬合問題，必須進行改善咬合不正的治療，並配合使用口腔咬合器。

顳顎關節症中，也包括由於顳顎關節老化所導致的變形性顳顎關節症，相對於一般的顳顎關節症多發生在二十多歲的年輕人身上，變形性顳顎關節症則好發於五十至六十歲左右的年齡層。

變形性顳顎關節症會有骨頭異常的現象。除了關節疼痛、關節音與下巴的運動障礙外，還有從顏面

健康小知識 **〈成長期孩童產生的骨骼疼痛〉**孩童的骨骼從骨端線開始生長，但若成長太激烈，會出現骨頭疼痛的情形。由於這並非疾病，只是生理性疼痛，通常2～3天便能痊癒，所以父母無須擔心。若疼痛持續一週以上，可前往骨外科診治。

■下巴疼痛發作部位與關連痛出現部位

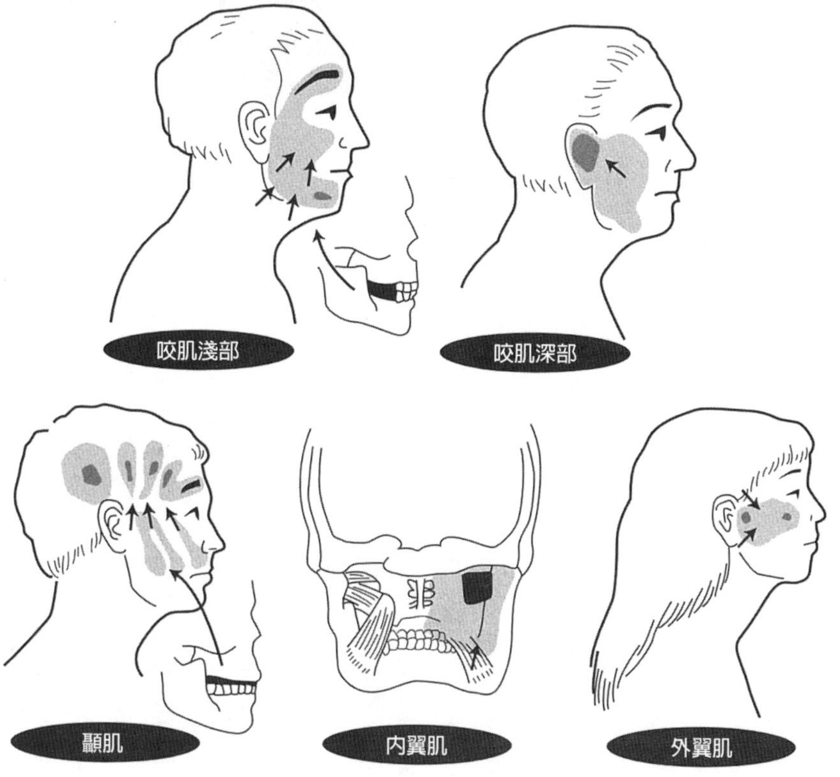

延伸到頸部的鈍痛、頭痛及類似神經痛的疼痛症狀。

由於咬合不正、與嘴型不合的假牙，以及拔牙後對牙床置之不理等原因，造成關節和肌肉的負擔，而磨牙也會造成影響。此外，精神壓力也是顳顎關節的大敵。這種種原因一再出現，便會導致下巴疼痛的症狀。

治療時最重要的是減少活動顳顎關節的肌肉負擔，以減輕疼痛。患者可使用抗發炎藥，或在齒列上戴上類似假牙的裝置（金屬板）。

由於許多顳顎關節症病患是壓力過大所造成，此時患者若放鬆心情，便能減輕或消除症狀。如先前所述構造異常的情況，雖然首先必須對此進行治療，但患者最好同時也能試著消除與放鬆壓力。

頭、肩部疼痛與治療法①

頸部發生的肌肉性疲勞是主要原因

一般說的肩膀酸痛，其實多是指頸部酸痛。頸部肌肉連接肩膀，當頸部肌肉收縮，收縮現象擴及肩膀肌肉，便讓人感到肩膀酸痛。

此外，頸部酸痛也會波及上臂肌肉，使上臂感覺酸痛。因此，頸部、肩膀和手臂的症狀便合稱為頸肩腕症候群。

近年來由於電腦普及，頸部、肩膀和手臂產生疼痛症狀者有急速增加的趨勢。由於長時間持續進行電腦工作，支撐頭部的頸部深處的肌肉疲勞，負責支持作用的肩膀肌肉也連帶產生疲勞現象。這是因為頸部支撐著沉重的頭部，而肩膀則懸掛著手臂的緣故。

長時間維持同一種姿勢，便會引起頸部肌肉性疲勞，因而造成頸部、肩膀和上臂的酸痛感。一旦肌肉疲勞惡化，頸部、肩膀和手臂便產生壓迫性疼痛，有時甚至產生麻痺感。或是上臂感覺疲勞，若沒有地方暫時放置手臂，患部便變得很難受。此外，症狀也會擴及背部，讓患者在伸展背部時痛苦不堪。

由於此時的疼痛症狀導因於肌肉疲勞，所以只要緩和肌肉疲勞即可改善症狀。也就是說，由於肩頸酸痛多是因長時間維持某種姿勢所造成，所以患者應避免連續不斷地使用電腦。如果可以，盡量避免持續以相同姿勢工作，適度地變換姿勢；若必須以相同姿勢工作，也要每三十至四十分鐘休息一次。

進行簡單的運動，放鬆頸部肌肉，也能有效預防或改善症狀。但轉動頸部的伸展運動如果太激烈，也容易拉傷頸部肌肉，動作輕柔地進行較為適宜，轉動時也要慢慢進行。此外，儘可能起身離開座位、眺望遠方等，轉換一下心情，或是上廁所、喝杯茶，都能舒緩肌肉。

要防止因打電腦導致頸部、肩膀酸痛，姿勢和螢幕位置務必多留意。螢幕設定在視線朝下注視的位置，且和眼睛的距離間隔約四十至七十公分。椅子座墊部分向上約五至十度，背脊也向後傾斜約十度，以保持良好的姿勢。

健康小知識

〈為什麼會發生五十肩？〉由於肩關節是人類關節中活動範圍最廣的部位，所以構造甚為複雜。也因為構造複雜，導致這部位容易產生稱為五十肩或四十肩的肩關節周圍炎，不容易治癒。

■產生肩膀酸痛的原理

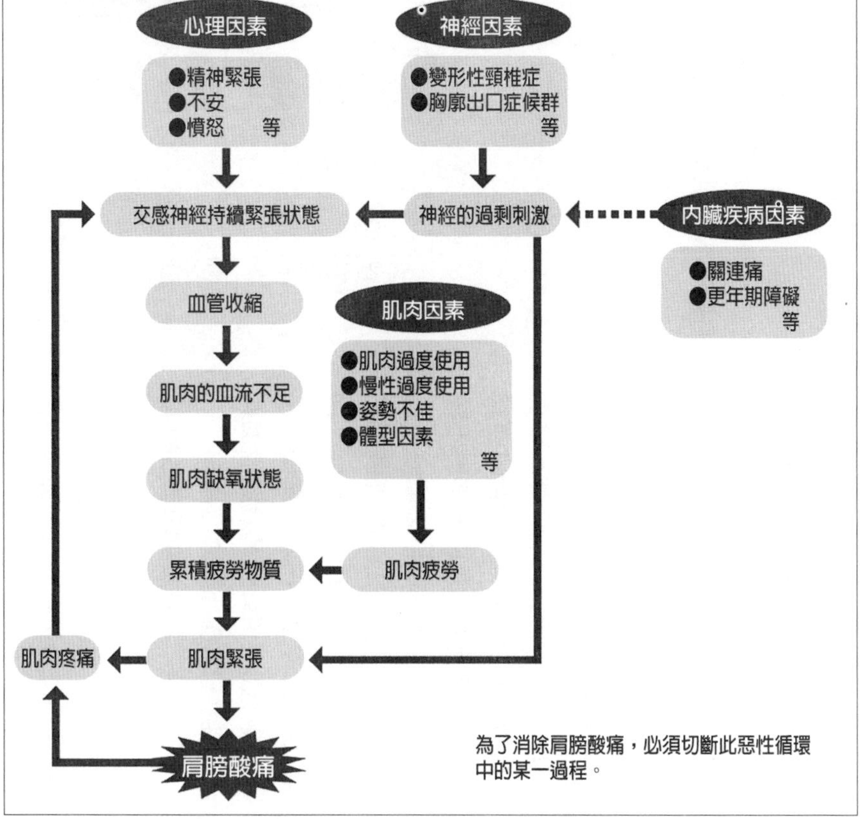

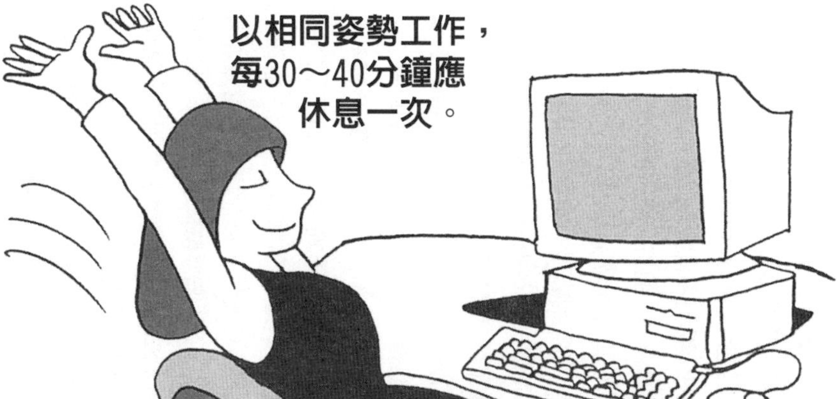

頭、肩部疼痛與治療法②

骨骼和神經異常的情況

因頸部骨骼異常，也會引起頸部、肩膀和手臂酸痛或疼痛。

【變形性頸椎症】

由於頸部骨骼老化而產生病變，引發酸痛、疼痛和麻痺。

【頸椎椎間盤突出】

由於頸椎的椎間盤突出，壓迫到神經，以致從頸部到肩膀、手臂產生疼痛和麻痺感，也可能出現臂部及手腕的感覺變遲鈍，以及握力變弱的情況。

【頸椎椎間關節症】

這是頸椎後方的椎間關節挫傷或關節自體變形以致引起疼痛的疾病。疼痛常發生在頸部及左右肩胛骨、手臂等部位。

【胸廓出口症候群】

人體最上方第一節肋骨及其周邊的肌肉與肌腱和頸肋的骨骼間，其血管和神經受壓迫引起的疾病，稱為胸廓出口症候群（Thoracic Outlet Syndrome）。一般來說，體型較瘦、肩膀較窄或斜肩者較易發生，尤其好發於年輕女性身上。

本病症的症狀多，包括從頸部到肩膀、手臂的疼痛和麻痺感、酸痛及手部冰冷等，特徵是手臂向上提舉時，症狀會更嚴重。

這種頸部、肩膀與手腕的疼痛、麻痺和酸痛等症狀，是多種原因所引起。若導因於器質性因素，以藥布和按摩等方式治療，雖然一時能緩和症狀，但卻無法輕易地消除症狀。針灸或推拿對鬆弛肌肉酸痛有療效，所以能消除肌肉性酸痛和疼痛，但對治療骨骼及神經異常導致的疼痛則效果有限，而且也不一定會痊癒。

雖可至骨外科進行牽引或溫熱療法，但到目前為止尚無完全消除疼痛症狀的案例。若疼痛導因於骨骼和神經，基本上除了以手術等外科治療消除病因外，別無他法。

然而對於消除頸部、肩膀的疼痛，神經阻斷術非常有效。這種治療方式並非改善導致疼痛的骨骼和神經異常，而是阻斷傳導疼痛的路徑，瞬間消解疼痛。而且即使此後中止治療，疼痛症狀也不會復發。

健康小知識 **〈為什麼會突然肩膀酸痛？〉**寒冷也會誘發肩膀酸痛。天氣一變冷，為了使體溫上升，便會全身發抖。肌肉打哆嗦會引起肌肉疲勞，導致血流緩慢、肌肉變硬。但也因為肌肉酸痛，所以身體較能耐得住寒冷。

■頸椎異常而引起疼痛時

◎頸椎椎間盤突出

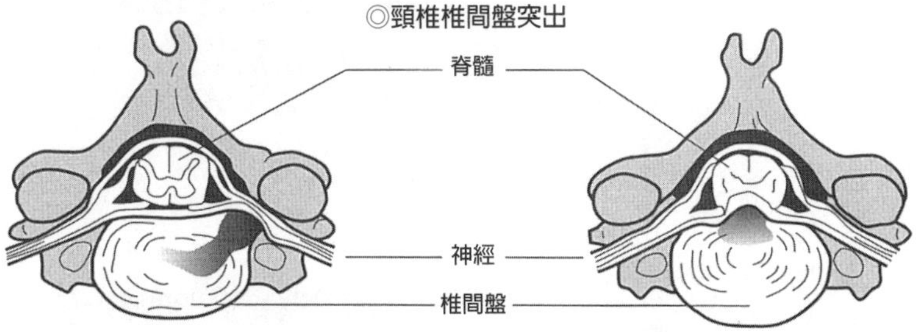

朝後外側方向突出的椎間盤　　朝中心後方突出的椎間盤

◎變形性頸椎症

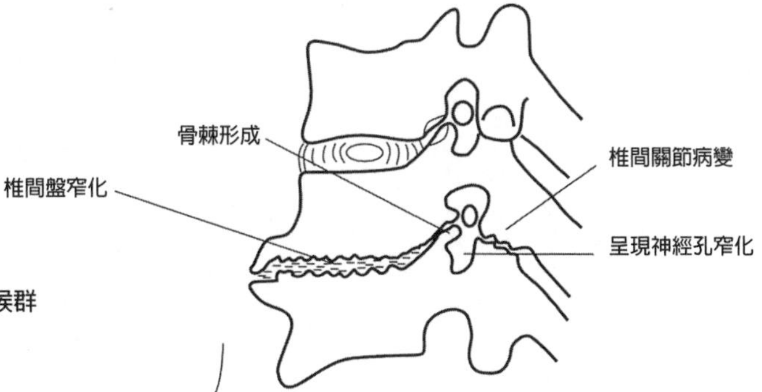

◎胸廓出口症候群

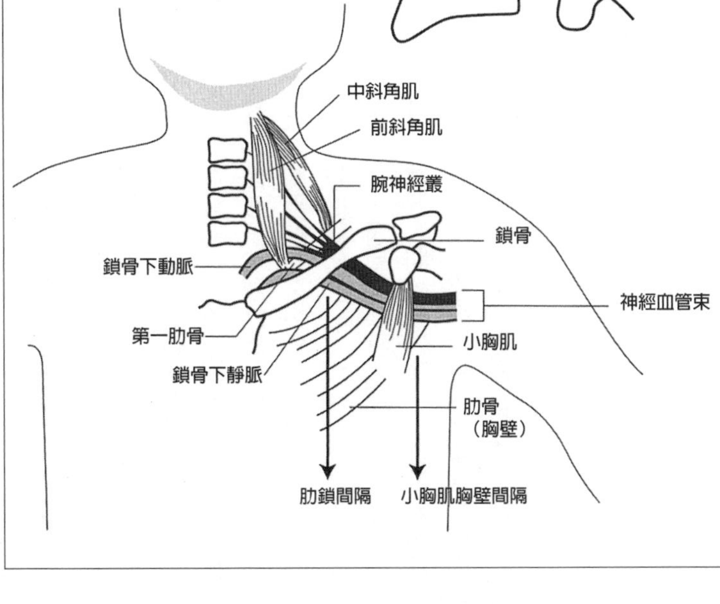

胸部疼痛與治療法

可能導因於背骨變形的情況

提到胸部疼痛，許多人會懷疑是因為心臟疾病，其實導因於慢性疼痛或背骨變形的情況也不少。

為什麼背骨變形會造成相隔有段距離的胸部產生疼痛呢？這是由於從背骨延伸出的末梢神經中的知覺神經分布在胸部，因此背骨一變形，脊髓神經受到壓迫，這樣的刺激便傳達到末梢的知覺神經上。

針對這種疼痛，止痛藥並沒有療效，而牽引療法等骨外科治療的效果也不會好，因此患者接受針灸或脊椎矯正術、按摩等療法的案例似乎不少。雖然這些療法有一定程度的療效，但進行神經阻斷術才能確實地改善疼痛症狀。

雖然過度激烈的運動和工作也會引起胸部疼痛，但只要消除疲勞就能有效緩解疼痛。

問題在於導因於內臟疾病的案例。若胸部中央附近產生激烈疼痛和壓迫感，常會懷疑是狹心症、急性心肌梗塞、解離性大動脈瘤、肺血栓栓塞症、肺梗塞症及心肌肥大症等。勞作型狹心症在運動狀態下會引發胸痛；急性心肌梗塞則會發冷、出汗及休克，或伴隨著噁心。

如果因為咳嗽和呼吸導致前胸部疼痛加重，患者會懷疑是發生自然氣胸或胸膜炎。發生自然氣胸大多只在單側產生疼痛；胸膜炎則伴隨著發燒症狀；支氣管炎會先發生感冒症狀，之後便感到胸部疼痛，並有連續乾咳的現象。此外，單純因為過於激烈的運動和工作引起的胸部疼痛，也會加重咳嗽和呼吸導致的疼痛。

還有胸部特定部位產生疼痛的狀況。肋間神經痛時，會沿著肋間神經產生壓迫性疼痛；帶狀疱疹則是沿著知覺神經產生疼痛。罹患心臟神經症時，會伴隨著胸部刺痛、胸悸、頻尿及呼吸困難等症狀，或與狹心症相同的症狀，但心臟不會有器質性異常。此外，逆流性食道炎的患者，胸部也會隱隱作痛。

由此可知，胸部疼痛可能導因於各種疾病。

胸部疼痛未必危及性命，但若

健康小知識

〈突發性胸部疼痛〉身型削瘦的年輕男性若突然表示胸部疼痛，很可能發生自然氣胸。這是因為肺部中的小氣囊「肺泡」破裂，導致空氣進入胸膜腔，引發胸部疼痛。此時胸部無法完全膨脹，導致呼吸困難，必須馬上前往醫院求診。

激烈疼痛消失、鈍痛卻長期持續，患者也可能罹患某種嚴重疾病。尤其是伴隨著發燒、嘔吐及呼吸困難的情況更須格外留意。患者表示胸部疼痛的疾病中，急性心肌梗塞與解離性大動脈瘤是最緊急的病症。

■與胸痛相關的病名

循環系統	勞作型狹心症、穩定型狹心症、異型狹心症、急性心肌梗塞、解離性大動脈瘤、肺血栓栓塞症、肺梗塞症、心肌肥大症
呼吸系統	自然氣胸、胸膜炎、支氣管炎
消化系統	逆流性食道炎
神經系統	肋間神經痛、帶狀皰疹、心臟神經症

■自然氣胸的原理

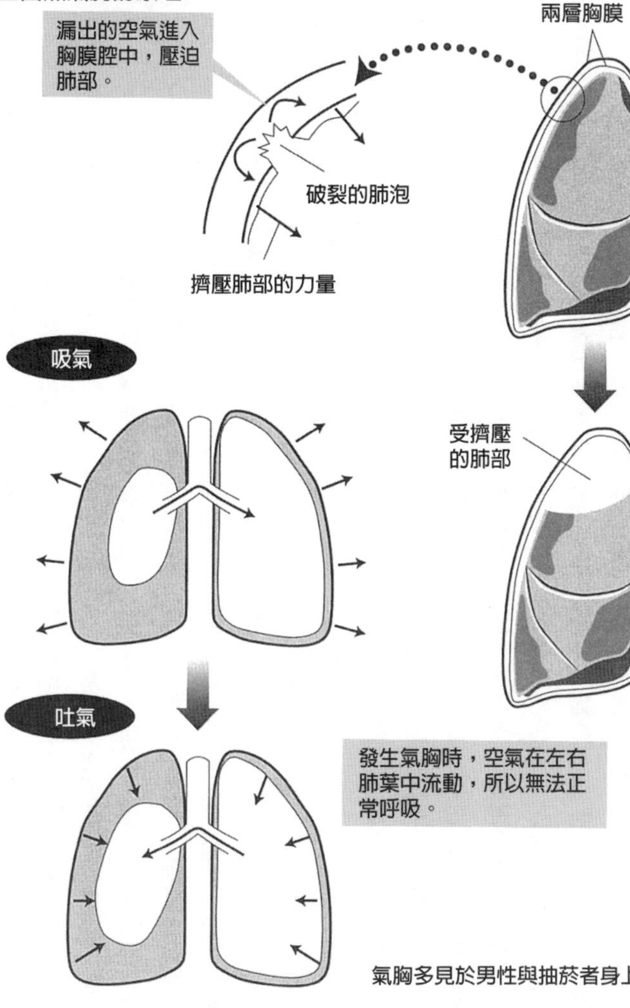
漏出的空氣進入胸膜腔中，壓迫肺部。
兩層胸膜
破裂的肺泡
擠壓肺部的力量
吸氣
受擠壓的肺部
吐氣
發生氣胸時，空氣在左右肺葉中流動，所以無法正常呼吸。

氣胸多見於男性與抽菸者身上。

背部疼痛與治療法

肌肉疲勞、骨骼異常及內臟疾患，都是背部疼痛的原因

背部疼痛也是由於各種原因所引起。

一般來說，缺乏運動而肌肉萎縮，便會讓人感到疼痛，意即從靜態突然開始運動時會感到很痛苦；或是長時間維持相同姿勢，也會覺得痛苦。上述狀況是由於生理現象所引起的背部疼痛，其他還有骨質疏鬆症和變形性脊椎症等疾病所引起的病理現象。

罹患變形性脊椎症時，疼痛部位不只限於背部，也會擴及肩膀、頸部和手臂，且不只有疼痛症狀，患者還會有麻痺感。

究竟是生理現象或病理現象所引起的疼痛，其實並不容易區分，也可能兩者同時出現，因而加速老化，並導致症狀惡化的情況。

因為生理現象而產生疼痛時，適度運動便能改善或消除疼痛；若導因於病理現象，就須接受治療。

如果罹患骨質疏鬆症，服用維生素D、維生素K及鈣質；罹患變形性脊椎症，則採用牽引療法與身穿護甲等治療方式，雖然能改善，但在緩解疼痛上效果有限，也是不爭的事實。此種情況下，要止痛仍是以神經阻斷術最為有效。

此外，也有因為內臟疾病導致的背部疼痛。

腎盂炎患者有尿液混濁現象，並伴隨著背部、腰部無力的腹部疼痛。罹患狹心症時，前胸部與胸骨附近區域都會有疼痛感；心肌梗塞患者則是會產生強烈的胸部疼痛，並擴及背部、頸部、下巴下方及手臂附近區域。

膽結石患者會在心窩處出現反覆強烈疼痛，其疼痛的最大特徵在於右肩、右臂及右背部等處有壓迫感和刺痛感。罹患膽囊炎也同樣在心窩處和右肩、右背部發生疼痛。急性胰臟炎發作則在心窩及右上腹部、右肩和背部左側產生疼痛感。

罹患腎結石及輸尿管結石等尿路結石等疾病，疼痛會擴及側腹部到背部等區域。胃潰瘍與十二指腸潰瘍不僅引起腹部疼痛，同時也在背部側邊產生疼痛。

健康小知識

〈容易腰痛的職業〉 必須做粗重活的職業工作者，由於肌肉十分發達，所以較少發生腰痛的情況。然而長時間站立的銷售員、客房服務人員，以及負責劃位與事務工作等長時間持續同一姿勢的人，較容易發生腰痛症狀。

雖然內臟疾病如上所述會在背部產生疼痛，但無論是哪種疾病，都會有除了背部以外的主要疼痛。

其他背部疼痛，還有帶狀疱疹引起沿著腹部知覺神經所產生的疼痛。患者從側腹部到背部都會有疼痛感，而且此時患部會長出無數顆米粒大小的水泡。

因為上述疾病發作而導致背部產生疼痛時，治療該疾病是首要的工作。

■骨質疏鬆症導致的脊椎變形

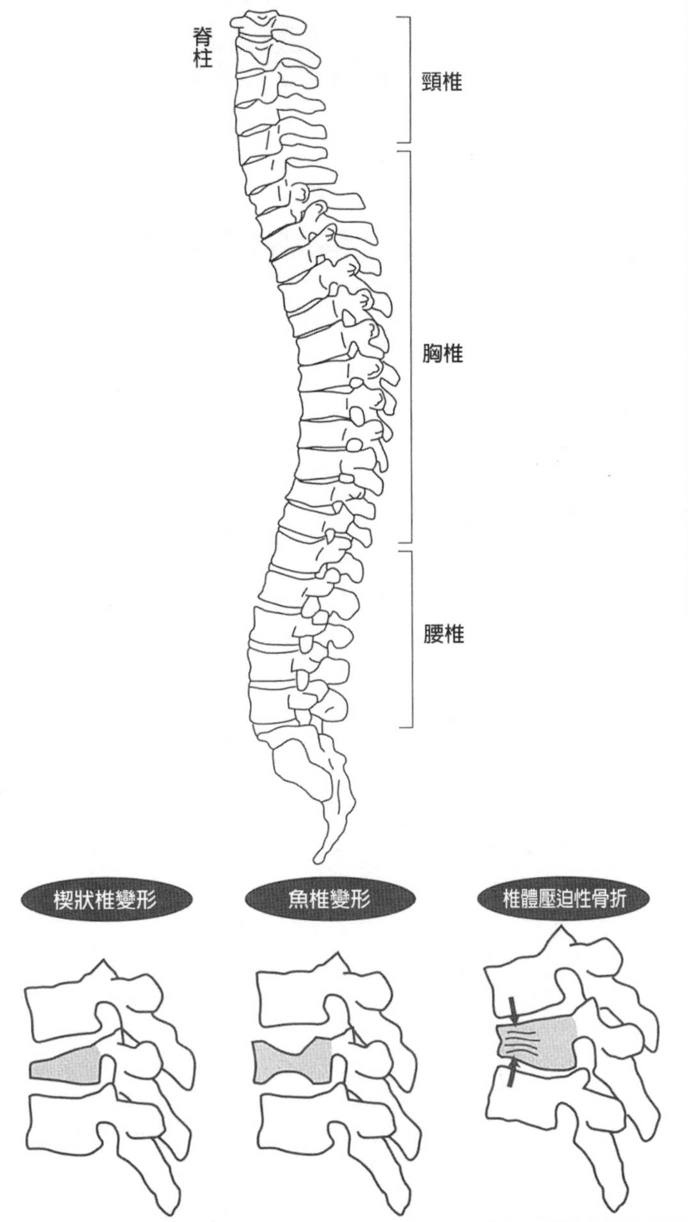

側腹疼痛與治療法

疑似導因於腎臟周邊疾病

側腹部感到疼痛與不適時，極有可能罹患了腎臟周邊疾病。最具代表性的是尿路結石。尿路結石根據結石部位分為腎結石、輸尿管結石及膀胱結石等三種。

腎結石患者會在背部、腰部及側腹部感到激烈疼痛，一旦移動身

■尿路結石

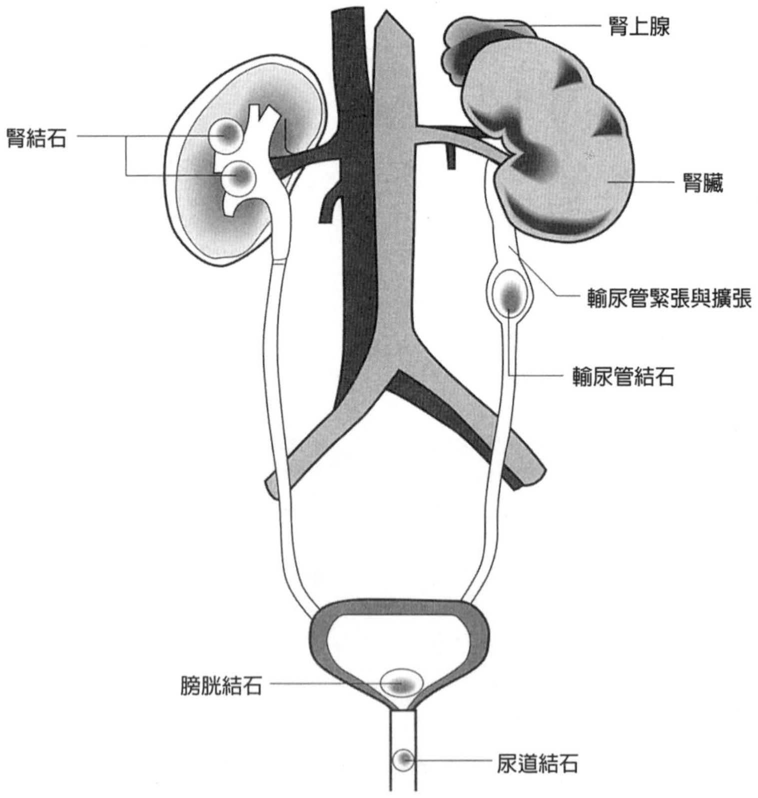

健康小知識

〈打噴嚏和咳嗽導致腰痛？〉站著打噴嚏給予腰部的負擔是坐著時的 1.5 倍，咳嗽則是 1.4 倍，也可能因此導致腰部扭傷或椎間板突出。罹患感冒而嚴重咳嗽時，請保持冷靜，以免感冒不癒再加上閃到腰，更添痛苦。

體，疼痛也變得更劇烈。此外，還會出現血尿現象，移動身體將使得血尿狀況變得更嚴重。

輸尿管結石除了在腰部、側腹部、下腹部及外陰部產生疼痛外，也會出現血尿現象。若結石掉到輸尿管下端，便會刺激膀胱，使患者有頻尿及殘尿感。膀胱結石的患者也會有排尿時疼痛、殘尿感及血尿等症狀。

罹患腎盂炎會在側腹部感到疼痛，還可能伴隨著發燒和尿液白濁等症狀。

除了腎臟疾病，十二指腸潰瘍引起慢性心窩痛，疼痛也會波及右側腹部到背部整片區域。

無論何種情況，要解除疼痛就須治療該疾病。治療輸尿管結石，先使用止痛藥緩和疼痛，再應用利尿劑促進排出結石。也有利用超音波或雷射震碎結石的治療方式。

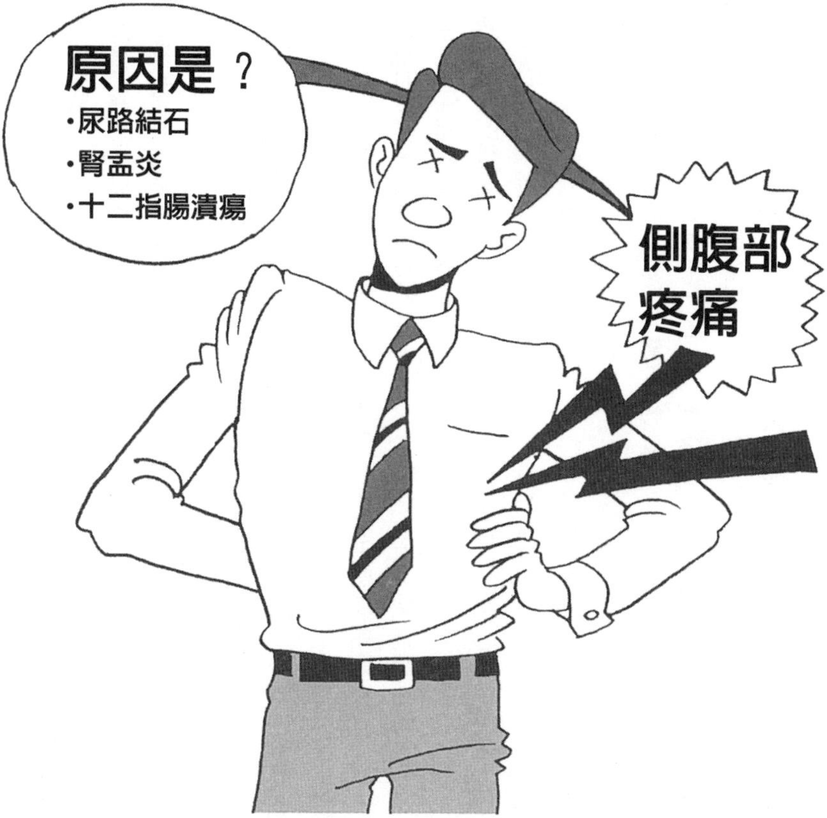
原因是？
‧尿路結石
‧腎盂炎
‧十二指腸潰瘍
側腹部疼痛

腹部疼痛與治療法①

忽然產生腹部疼痛的場合

腹部疼痛同樣是由多種原因所引起。

腹痛大致分為急性與慢性。其中伴隨著激烈腹痛出現發燒、噁心及休克（冒冷汗、臉色蒼白、脈搏跳動緩慢）等症狀，稱為急性腹症（Acute Abdomen）。

急性腹症包括急性盲腸炎、急性腹膜炎、急性腸閉塞症、急性胰臟壞死、胃或十二指腸潰瘍引起穿孔、急性膽囊炎、膽石症與尿路結石等。這些急性腹症依據其強烈疼痛的部位，就可找出大概的病因。

急性盲腸炎的腹痛，初期是整個腹部皆疼痛，有時伴隨胸部疼痛等症狀，但隨著時間演進，疼痛便侷限在右下腹。罹患急性腹膜炎，除了激烈的腹痛、嘔吐與發燒外，會有整個腹部都疼痛的特徵。若是急性胰臟壞死的腹痛，會出現令患者盜冷汗的疼痛，也可能導致患者陷入休克，且多數患者的疼痛會擴及心窩周圍到左側腹部一帶。

突發性的潰瘍穿孔，是因為胃潰瘍和十二指腸潰瘍的潰瘍惡化，胃壁出現破洞的狀態。患者除了感到激烈疼痛，還伴隨著休克症狀，此時患者會冒冷汗、呼吸加快、脈搏跳動遲緩，並有血壓降低現象。由於胃與十二指腸的內容物會從破洞流出到腹腔，在整個腹部併發腹膜炎，此時必須進行緊急手術。

急性膽囊炎會在右上腹部產生突發性激烈疼痛，伴隨著發抖和噁心等症狀。雖然此疾病是由於膽囊中細菌感染所引起，但大部分導因於膽結石。膽結石使患者產生劇烈疼痛，伴隨著發燒和黃疸等症狀。

發生上述的急性腹症時，一定要儘早接受醫師的治療。

腸炎也可能引起急性腹症。這是腸道黏膜發炎導致的疾病，分為急性和慢性。腹痛和下痢是主要症狀，並併發急性胃炎，導致噁心和嘔吐等。罹患暫時性急性腸炎無需太擔心，但必須特別注意食物中毒引起的情況。若除了腹痛、下痢外還有發燒、咳嗽及嘔吐等合併兩種以上的症狀，必須接受醫生診治。

健康小知識

〈胃潰瘍和疼痛〉胃潰瘍的疼痛多發生在飲食後，十二指腸潰瘍則多發生在空腹時，雖然這只是簡單的判定標準，卻很準確。但無論如何，這兩者都是腸胃出現疼痛潰瘍的症狀，所以奉勸大家要及早接受檢查。

■容易發生膽結石的部位

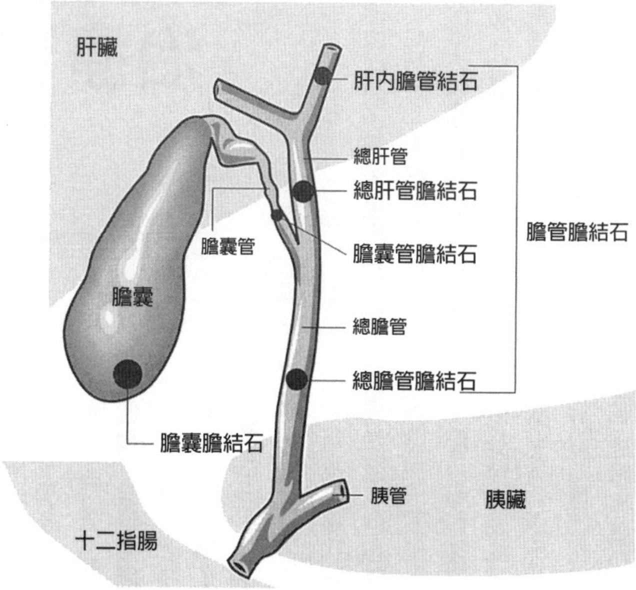

■發生膽囊炎的原理

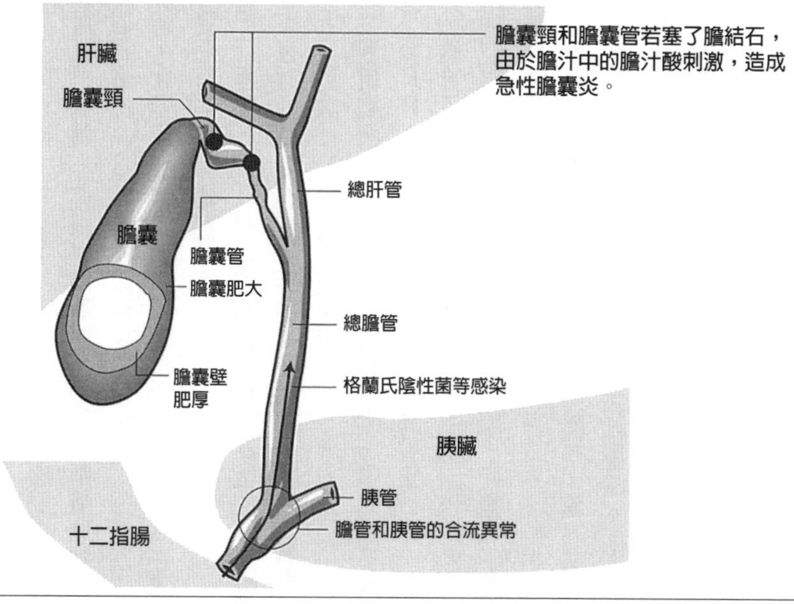

腹部疼痛與治療法②

發生慢性腹部疼痛的場合

雖然腹部的慢性疼痛大多能暫時緩解，但並不一定是輕微疾病。

造成慢性腹部疼痛的典型疾病包括胃炎、胃潰瘍及十二指腸潰瘍等。罹患慢性胃炎時，心窩附近會有疼痛感，產生受重壓感或覺得消化不良。罹患胃潰瘍或十二指腸潰瘍時，不僅心窩附近有疼痛感，並常有胃部不適的症狀，空腹時覺得特別疼痛。進食後症狀可以得到暫時緩解是十二指腸潰瘍的特徵。

據說在病症尚輕微時，大多數患者都不會出現症狀，還有許多案例的患者會不知不覺地自行痊癒。此外，上了年紀的人也會在吐血或便血後才發現潰瘍的狀況。

近年來，因為有第二型組織胺拮抗劑（H_2-Blocker）和PPI（Proton Pump Inhibitor，氫質子幫浦抑制劑）等效果極佳的藥劑上市，且有止痛功效，這些疾病變得容易治療，但也常見停止服藥後潰瘍再復發的案例。

服用藥劑後療效不彰或症狀再度復發時，以消滅致病因素胃幽門螺旋桿菌（Helicobacter Pylori）為方針的治療方式也日漸普及。但似乎有許多患者只在患部覺得疼痛時，才服用第二型組織胺拮抗劑和PPI。近年來胃幽門螺旋桿菌被視為是胃潰瘍和十二指腸潰瘍的一大致病因素，但有許多人即使感染了胃幽門螺旋桿菌，仍不會產生潰瘍症狀。

腸胃潰瘍的發作原因也和壓力有關，不要累積壓力對症狀改善與預防也很重要。

除上述病症之外，還有許多疾病導致腹部慢性疼痛發生。

罹患腎盂炎時，會出現側腹疼痛與尿液白濁的現象；若是右下腹部疼痛伴隨著噁心等症狀，則很可能是盲腸炎。心窩處稍微偏右側有疼痛症狀時，罹患肝臟方面疾病的可能性很大；膽囊炎若慢性化，也會反覆在右上腹部出現疼痛症狀。腹部所有區域都疼痛時，可能罹患克隆氏症（Crohn's Disease），此時會出現長時間持續下痢等症狀。

健康小知識

〈愈來愈多兒童罹患胃潰瘍〉說到兒童腹痛，多數人都聯想到盲腸炎和腸炎，然而近年來兒童罹患胃潰瘍的比例亦日漸增加。這是壓力普及於低年齡層孩子的證據。這樣的數據也讓我們好好思考，孩子的社會是否變得更為複雜呢？

一旦對慢性疼痛習以為常，便會對其症狀漸漸地忽視，但若置之不理，容易讓自己陷入危險狀態。

罹患胃潰瘍和十二指腸潰瘍會導致消化器官潰瘍穿孔，患者本身陷入危險狀態，且會有內臟出血現象。罹患膽囊炎若反覆發作，膽囊終會失去功能，並導致休克。其中也有諸如克隆氏症等嚴重疾病。所以不可忽略慢性疼痛並積極治療，才是最重要的。

■導致胃潰瘍和十二指腸潰瘍的原理

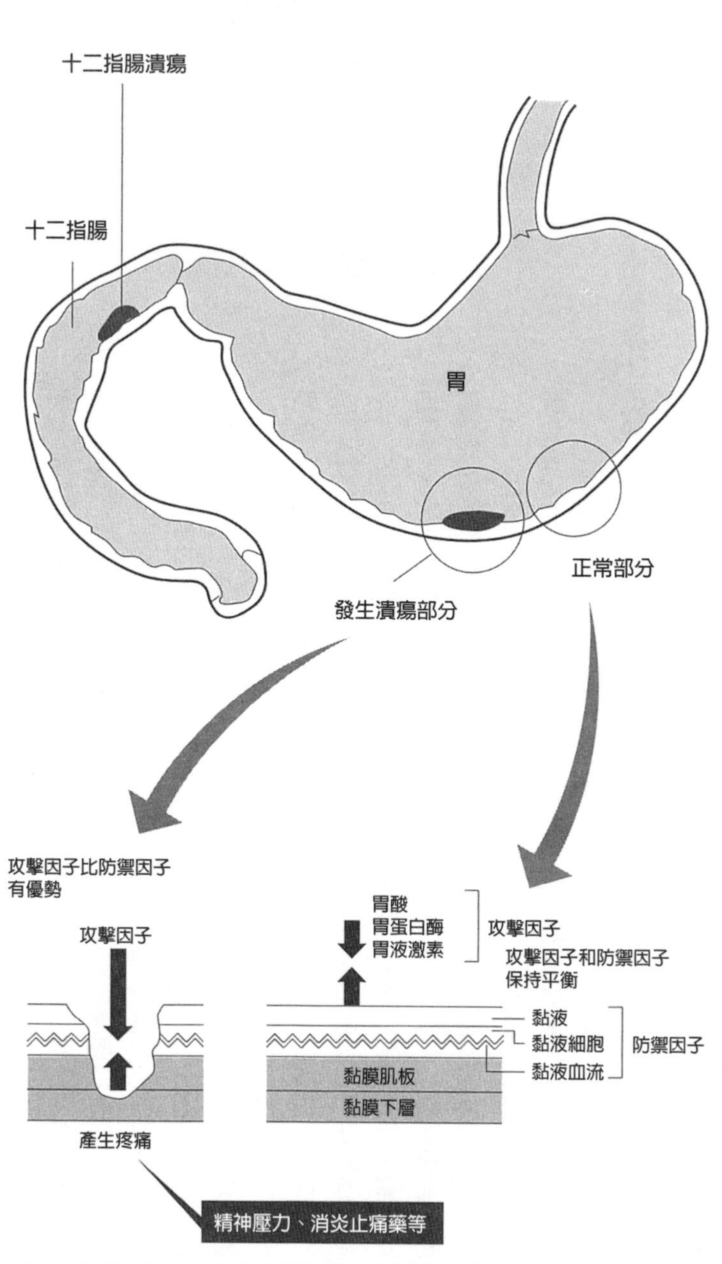

腰部疼痛與治療法①

長時間維持同一個姿勢所致

腰痛分為器質性異常導致的腰痛以及沒有任何器質性異常卻發生腰痛的情況。由於後者的發生原因不明，所以含括在腰痛症如此的概略性名稱中。

此外，腰痛可能是內臟疾病所引起的次要症狀。例如罹患腎炎、尿路結石、子宮內膜異位症及月經困難症時，不只內臟有異常，也會出現疼痛，進而波及腰部。此時不消說，當然首先必須治療導致疾病的患部。

所謂腰痛症如前所述，並不是骨骼（脊椎）發生異常，而是患部的肌肉收縮、變僵硬，血液循環惡化，此時腰部骨骼（腰椎）關節的韌帶也會萎縮。致病原因則是缺乏運動、肥胖和長時間持續同一種動作等。此外，疲勞和發冷也可能是導致腰痛的原因。

在腰痛的預防和改善上，多會建議患者不要長時間維持同一個姿勢，日常生活裡應適度活動身體。此外，腰痛體操也具有預防功效。

造成腰痛的因素，也包括椎間關節或薦腸關節發炎引起的疼痛。

椎間關節是在椎間盤後方與椎間盤共同協力支撐椎體的關節，人類能自由活動背骨，就是因為椎間關節的活動範圍較廣的緣故。但也由於椎間關節是常活動的關節，造成它較大的負擔，一旦忽然進行過於勉強的姿勢，便會在關節面引起發炎反應，因此導致疼痛。

只要椎間關節產生一次疼痛，患者便會長期為這種症狀所折磨，但要鑑別究竟是椎間關節疼痛抑或是肌肉疼痛，並不容易。患部的判斷方式，是按壓時的疼痛點約在肚臍左右高度的手夾背骨處。

至於薦腸關節疼痛，因為疼痛部位在臀部附近，所以有許多人誤認為坐骨神經痛而接受治療。使用內服藥劑和藥布等治療方式大多沒什麼療效，下定決心接受神經阻斷術應該是一種不錯的方式。接受神經阻斷術治療時，會進行椎間關節阻斷術和薦腸關節阻斷術等療法。

健康小知識

〈腰部的負擔〉腰部的負擔會因姿勢而有所不同。如果站立時的負擔是 1 ，當身體前傾彎腰時便是 2 ，坐著時則接近 3 。苦於疝氣和腰部扭傷的人，如果常坐著，腰部的負擔會增加，也加重腰部疼痛。

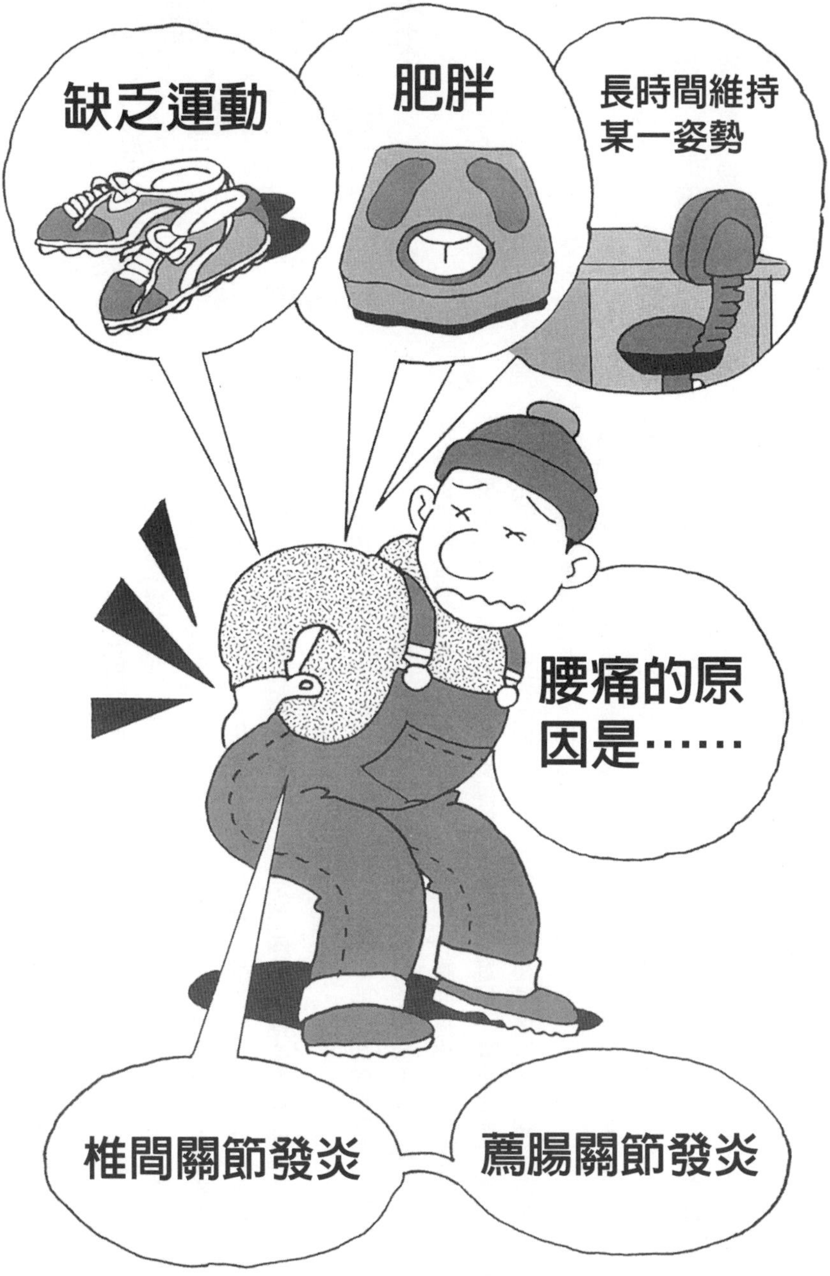

缺乏運動
肥胖
長時間維持某一姿勢
腰痛的原因是……
椎間關節發炎
薦腸關節發炎

腰部疼痛與治療法②

先冰敷，再熱敷

腰痛分為慢性腰痛和急性腰痛。

日本人形容為「魔女的一擊」的「閃到腰」，即屬於急性腰痛。咳嗽或搬運重物時，會忽然在一瞬間扭傷腰部，我們便稱為閃到腰。有時並未做什麼特殊的行動，也會出現閃到腰的症狀。

這在醫學上則稱為急性腰椎症（腰椎挫傷）。閃到腰後，即使活動身體，也會因為腰部肌肉收縮，使得患者因為疼痛而無法動彈。

閃到腰是一種肌肉傷害（肌肉拉傷），肌肉因為發炎硬化，使得血液循環惡化，此時腰椎也變得僵硬而失去彈性。

腰椎椎間盤突出和腰椎挫傷等疾病中，包括腰部骨頭（腰椎）產生器質性異常及無異常的情況。

閃到腰時，重要的是先安靜躺下、充分休息，然後躺在稍硬的棉被上，保持舒適的姿勢。接著裝上護腰，或在腰部捲上布條或橡膠皮帶，固定腰部以抑制疼痛。

若要消炎則冰敷患部。此時如果進行熱敷，肌肉會漸漸收縮，所以應該避免，且最好不要洗澡。經過二至三天，發炎狀態稍緩和後，才在患部進行熱敷。骨外科的溫熱療法和牽引療法，或是按摩和針灸等，也有治療效果。

若以上述方法治療後，患部能在數天後獲得改善，大致上便沒有必要擔心。問題在於利用這些方法仍無法改善時，醫生便會推斷腰痛是導因於腰椎產生某種器質性異常現象。

在早期緩解閃到腰的治療方式中，較好的選擇是神經阻斷術。因為閃到腰而疼痛得無法活動身體，也只須進行一次神經阻斷術，就能有效緩和疼痛症狀，並讓身體恢復活動力。

此外，適度活動身體，也可以恢復腰部關節和肌肉的彈性。

治療閃到腰，採用腰部硬脊膜外神經阻斷術也非常有療效，常有施行一次就完全根除疼痛的案例。

健康小知識

〈腰痛的季節〉許多人認為寒冷的冬季是腰痛季節，但其實梅雨季和盛夏因腰痛到醫院就診的人數有增加的趨勢。因為此時人體大量流汗，使身體的電解質異常，造成肌肉營養不足所致。流汗後喝運動飲料等補充電解質即可預防。

俗稱「閃到腰」的急性腰痛

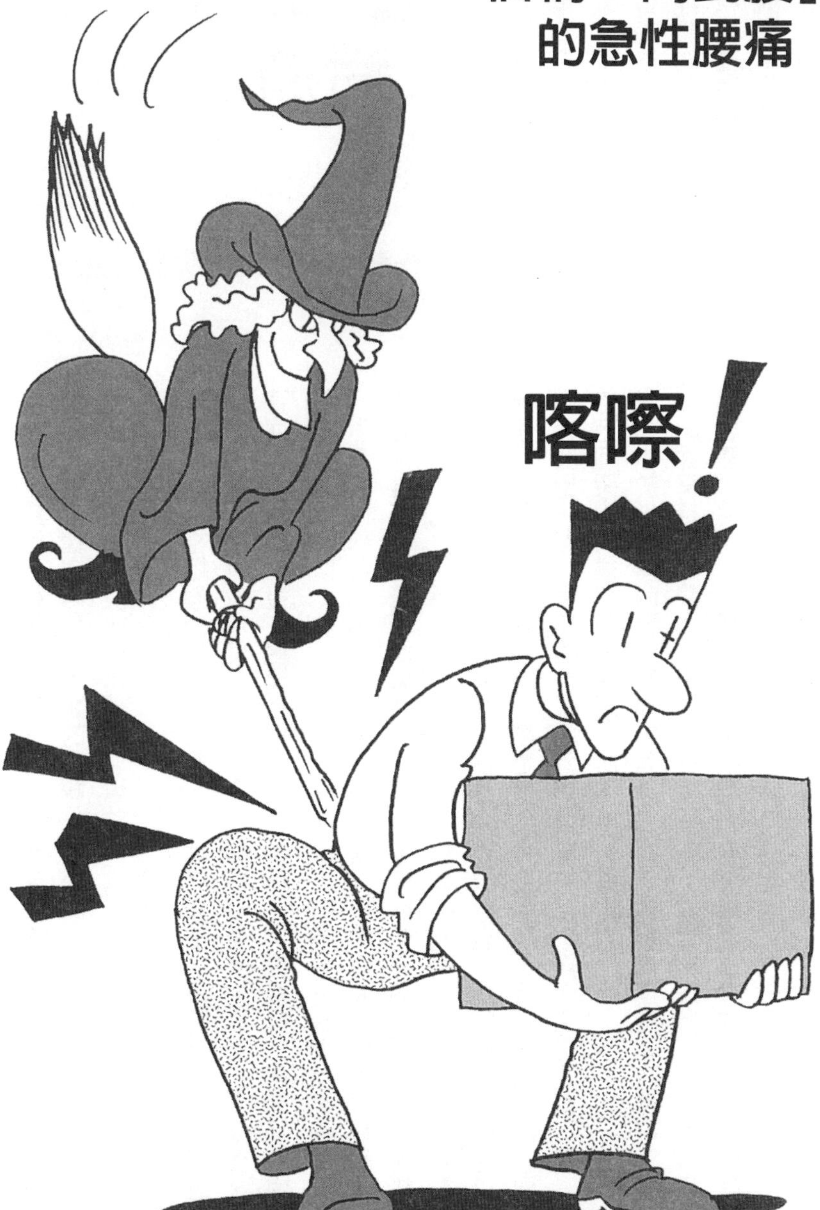

腰部疼痛與治療法③

腰椎椎間盤突出的症狀與治療法

導致腰痛的疾病中，最難醫治的就是腰椎椎間盤突出。

背骨雖然是椎體所形成，但椎體和椎體間還存在由纖維組成的軟骨，稱為椎間盤。椎間盤是由中心部位的膠狀髓核及其周圍的纖維輪（Annulus Fibrosus）所構成，深富彈性，當體重或來自於外部的力量加諸於椎體時，椎間盤便擔任分散這些力量的緩衝角色。人類的身體也由於此緩衝部位，使背部得以彎曲或伸展。

然而，椎間盤由於沒有血管，當因某種刺激導致損傷，不但恢復速度慢，且容易發生組織老化或變形的情況。

若在此部位施加急性或慢性的外力，椎間盤的髓核便會突出。這種突出的部位稱為「椎間盤突出」（Hernia）。無論髓核從橫向、後方或任何一個方向朝外突出，都是椎間盤突出，但大多數情況是朝背部的方向突出，這也是最大的問題。

由於椎間盤的背部方向中有許多神經交錯於其間，並在此分支後朝著雙腳延伸出神經根，如果這些神經根受到椎間盤突出所壓迫，便會產生激烈疼痛。患者不但會出現腰部扭傷的症狀，也會因為疼痛的關係而無法挺直腰部，以致不自覺地向前彎曲身體。嚴重時甚至無法站立，即使躺下也無法止痛。

疼痛部位不限於腰部，也會擴散到腿部，其特徵是從腰部延伸到腿部都會產生麻痺感。此外，不只是疼痛，也會發生運動神經障礙。

因腰椎椎間盤突出而導致疼痛時，患者需躺在床上或棉被上，以護腰或布條固定腰部，並前往骨外科進行牽引或溫熱療法等治療。若症狀輕微，利用這些方式便可慢慢改善症狀；但若疼痛過於激烈時，可服用止痛藥，但這並不是治本的治療方式。

激烈疼痛時，雖然可以進行手術，但近年來醫生已經不再建議患者接受手術。這是因為椎間盤突出的症狀，在一年到一年半之內便會自然消失的緣故。

健康小知識

〈腰痛與運動〉應該沒人反對缺乏運動是腰痛原因之一的說法，但有人忍著身上疼痛步行一小時，卻因為運動導致疼痛更劇烈。發生急性疼痛時，必須冷靜並冰敷患部，以冰塊鎮靜劇痛。若冰敷一天卻依然疼痛，應前往骨外科就診。

此外，即使進行手術也無法確實根治，縱然能在短時間內消除疼痛，卻仍可能再度復發。近年來，以雷射去除椎間盤突出的方法也廣為應用，但同樣也有復發的案例。

不過有些患者即使經由X光檢查出有椎間盤突出的現象，卻完全沒有疼痛等症狀。

治療腰椎椎間盤突出最有效的方式，是一邊以神經阻斷術止痛，一邊等待突出部位自然消失。光是去除疼痛，就能讓患者恢復日常生活。也有報告指出，神經阻斷術可有效讓突出的椎間盤自然萎縮。

罹患腰椎椎間盤突出，可合併進行腰部硬脊膜外神經阻斷術、薦骨硬脊膜外神經阻斷術及神經根阻斷術等止痛方式。此外，患者若有排尿和排便困難等情況，也有許多採用手術治療的案例。

■產生椎間盤突出的原理

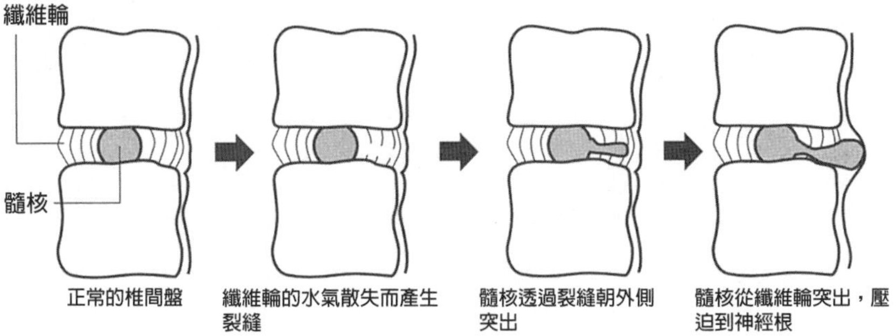

■產生椎間盤突出的原理

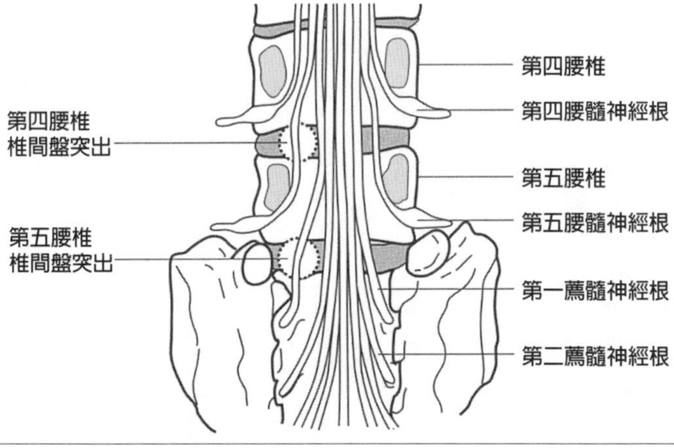

腰部疼痛與治療法④

腰椎異常的場合

罹患骨質疏鬆症、變形性腰椎症或腰椎管狹窄症、脊椎滑脫症（Spondylolisthesis）等，也是造成腰痛的原因。

變形性腰椎症是由於椎間盤老化等腰椎變形症狀所引起。變形後的椎間盤變薄，由於平常此部位便已異常運作，因此與椎間盤連接部位的骨骼便失去彈性、變硬。隨著病情日漸加重，骨骼邊緣會長出刺狀物（骨刺）來。

這些變化是發生在椎體周圍，所以若在椎體後方產生變化，就會像椎間盤突出一樣，骨刺壓迫到神經根，因而引發疼痛。

腰部脊椎管狹窄症是因為腰骨（脊椎）的脊髓神經通過的脊柱管窄化造成的疾病。腰椎是背骨（脊柱）的一部分，背骨由二十四節脊椎組成，從上方開始分為頸椎、胸椎及腰椎，下方則接薦骨、尾骨。椎體和椎體間有椎間盤，扮演緩和衝擊和重量的緩衝角色。

椎骨的中央打通了稱為椎孔的小洞孔，便形成脊柱管。其中有從腦部延伸下來的脊髓和脊髓神經束通過。若由於某些原因導致脊柱管窄化，這麼一來，經過此處的神經便會受到壓迫，無法充分供給神經養分，使得腰部和腿部出現疼痛和麻痺等症狀。

此外，變形腰痛症、腰椎滑脫症和椎間盤突出等疾病，也會引發腰椎管狹窄症。

腰椎滑脫症又分為脊椎滑脫症（Spondylolisthesis）和椎弓解離（Spondylolysis）。

脊椎滑脫症是因為原本緊密結合的脊椎產生滑脫而使得脊椎向前偏離的疾病。人類隨著年齡增長，椎間盤和椎間盤間自然產生鬆弛現象，使得腰椎鬆脫。

至於椎弓解離，則是椎間關節的結合部位產生縫隙，使得椎體鬆脫。太勉強的動作和過度運動導致腰椎疲勞性骨折是主要致病因素，這種疾病與年紀增長沒有關係。附帶一提，即使罹患椎弓解離，也不一定會出現疼痛症狀。

健康小知識

〈盤腿導致腰痛？〉盤腿而坐的人會引發腰痛這種說法正確嗎？人們盤腿時，雖然骨盤部位會形成左右的高度差別，但是腰痛時腰向前傾的惡性彎曲情況會相對地減弱，腰痛也隨著舒緩。如果盤腿會較為舒服，保持盤腿姿勢也無妨。

骨質疏鬆症也是腰痛的原因之一。一旦罹患骨質疏鬆症，骨骼出現許多空隙，因而引起骨折。最常發生的是大腿骨上端頸部的骨折，腰椎的壓迫性骨折也很常見。

壓迫性骨折則導因於骨骼受施加重力，產生崩解性骨折。腰椎若發生壓迫性骨折，其周圍的神經便會受到刺激，因而產生強烈疼痛。且一旦一節腰椎發生壓迫性骨折，其他腰椎也會常產生壓迫性骨折，疼痛便會加劇。

在骨外科領域中，導致腰痛的疾病有許多種，但卻沒有什麼可確實治療的方式。即使採取牽引或溫熱療法等治療方式，也只能多少暫時減緩疼痛而已。

不過針對這些腰痛，神經阻斷術則非常有效。

■由於腰椎變形而產生疼痛的原因

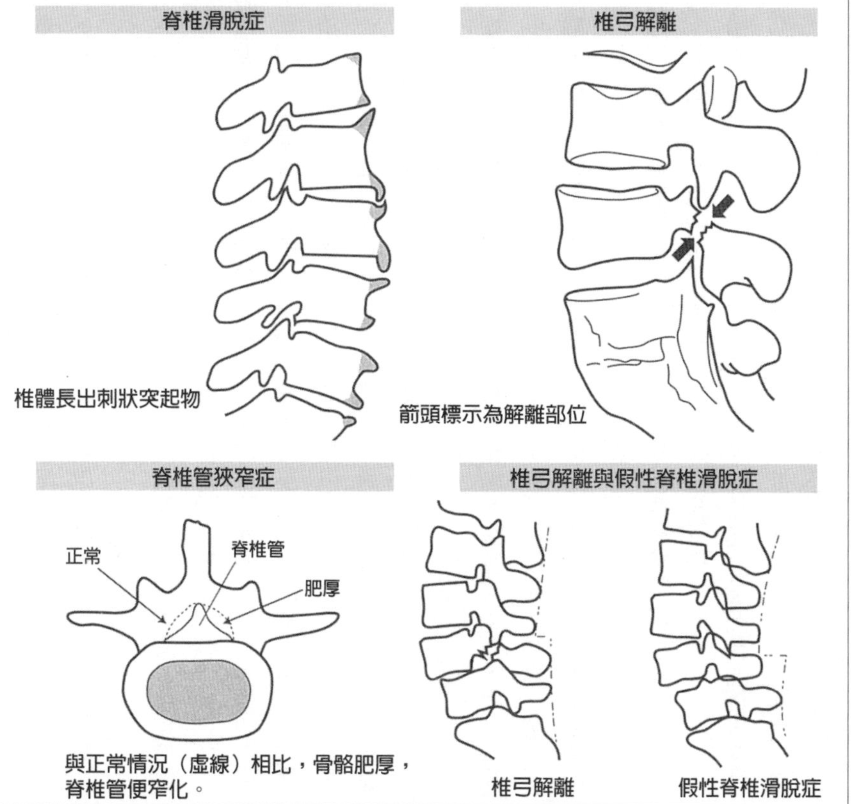

箭頭標示為解離部位

與正常情況（虛線）相比，骨骼肥厚，脊椎管便窄化。

膝蓋疼痛與治療法①

光是負擔過大，便容易造成傷害

引發膝蓋疼痛的疾病，主要是膝關節症。

膝關節症又分為有明確病因的疾病（二次性），以及沒有明確病因的疾病（一次性）。

二次性膝蓋疼痛是由於膝蓋及其周邊的外傷、關節風濕症與關節炎等所導致的發炎和腫瘤等因素引起的疼痛。

大多數的膝蓋疼痛是一次性疼痛，原因目前尚待釐清，但一般認為是由於老化所致，也有人認為是骨質疏鬆症所致。

膝蓋關節由屬於大型骨骼的大腿骨、脛骨與膝蓋骨（髕骨）三塊骨所組成。膝蓋骨是別稱為「膝蓋的盛盤」的骨頭。在骨與骨的接觸面覆蓋著軟骨，以緩和衝擊骨骼的力量，減少摩擦。大腿骨和脛骨間還有一塊名為半月板的軟骨，擔負起緩衝的角色。

膝關節的大腿骨側是大腿四頭肌和膝屈伸肌群等強壯的肌肉。

大腿四頭肌是伸展膝蓋時使用的肌肉，而膝屈伸肌群則是膝蓋彎曲時使用的肌肉。

這些肌肉不只與膝蓋的屈伸密切相關，在安定膝蓋上也發揮重要的功用。

膝蓋的構造複雜，且負擔也很大，所以容易產生障礙，其中最具代表性的便是膝關節症。

膝關節症是起因於肌肉衰弱，膝關節變得不安定，軟骨代謝力降低，才導致軟骨磨損及骨頭變形。有許多更年期後的女性表示膝蓋疼痛的案例，一般認為此時期的膝蓋變形，是由於女性荷爾蒙的平衡崩壞造成的影響。

基本上，膝痛體操對於膝蓋疼痛的預防和改善很有效。所謂膝痛體操，能活動膝蓋，鍛鍊靜置的大腿前側的大腿四頭肌及彎膝時使用的膝屈伸肌。舉例來說，坐在椅子上，舉起感覺疼痛的腿，完全伸直後，靜止約五秒。

至於將膝蓋窩貼著地板按壓的體操，能有效鍛鍊大腿四頭肌。具體作法是兩腿向前方輕輕伸展，朝

健康小知識

〈膝關節與關節液〉在膝關節中存在著大約 1 毫升的關節液，具有給予軟骨養分及潤滑的作用。一旦膝關節發炎，關節液的量會增加 30 ～ 50 倍，使膝蓋發脹疼痛。此時的問題不在擔心積水，為何關節液會增加才是關鍵所在。

■關節症的原理

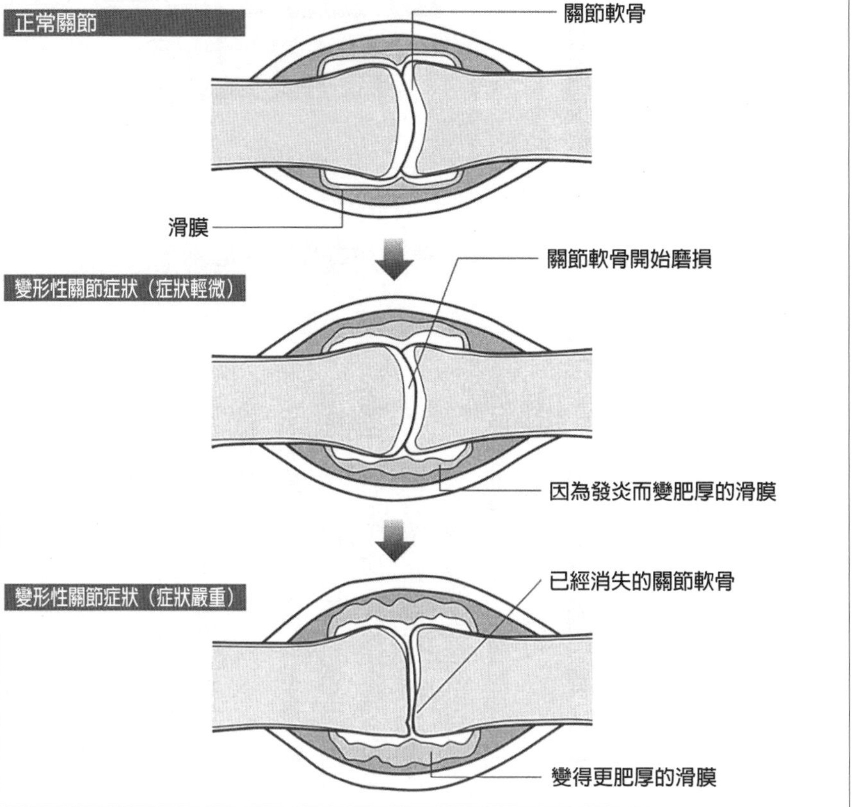

感覺疼痛的那側大腿施力，將膝蓋窩貼著地板按壓。

此外，身體俯臥同時向後舉起腿部的體操，對膝屈伸肌有強化效果。做操時身體先俯臥，然後以雙腳伸展的狀態，舉起感覺疼痛的那側腿部。從腹股溝處舉起腿部是增加效果的關鍵。

當膝蓋感到疼痛，走路時便會對總是有痛感的那一腿小心翼翼，結果因而導致另外一腿產生疼痛的案例也不少。

還有許多患者因為膝蓋一動就會覺得疼痛，所以儘可能不動用到腳，但如此一來，反而使腿部的關節和肌肉愈發衰弱，最後導致狀態更惡化。

如何在安全的範圍內使用腿部（膝蓋），是很重要的事。

膝蓋疼痛與治療法②

罹患骨質疏鬆症時，荷爾蒙也有療效

做膝痛體操對症狀輕微的膝蓋疼痛尚有效果，但膝關節明顯變形時，就必須進行根本上的治療。

此外，膝蓋疼痛有合併腰痛發作的案例，這是因為膝蓋疼痛導致腰痛。但相對地，也有因為腰痛而導致膝蓋疼痛的情形。

如果有腰痛時，即使進行膝痛體操，應該無法為膝蓋止痛。而且腰痛時，就算想認真做膝痛體操，大概也不容易辦到。腰椎椎間盤突出導致的膝蓋疼痛，可能無法進行膝痛體操；骨質疏鬆症導致的膝蓋疼痛亦然。

如果膝蓋疼痛過於嚴重而難以治癒，手術治療也是可選擇的治療途徑。但是手術仍然無法完全根治疼痛，且有復發的可能。

此外，根據個人狀況不同，未動手術的另一條腿，膝蓋部位也可能出現疼痛症狀。

例如，右膝蓋動手術且適用手術治療者，大體上左膝蓋也可能產生障礙。若以手術為右膝蓋止痛，會使得左膝蓋承受更多負擔，左膝蓋的疼痛情形也變得更嚴重。

因此，不少案例中的患者選擇定期打止痛針，去醫院抽出膝蓋裡的積水，並忍受疼痛過日子。

也有人依賴針灸和脊椎矯正術來治療，其中應該有一部分人因此獲得有效改善，然而這些療法卻無法確實根治。

女性患者可以藉由荷爾蒙補充療法獲得有效改善。如前文所述，女性邁入更年期後，骨質疏鬆症的症狀會急速加劇，此時出現膝蓋疼痛也是由於女性荷爾蒙的平衡崩潰所造成的影響。因此適度補充女性荷爾蒙，便發揮改善膝蓋疼痛、防止骨質疏鬆的作用。

治療變形性膝關節症，神經阻斷術也非常有效。由於施行神經阻斷術後，能確實緩和疼痛，所以膝蓋（腿部）便能開始活動。由於適度運動有助於恢復患部健康，所以神經阻斷術可有效幫助症狀在早期即獲得改善。

健康小知識

〈拇趾外翻與疼痛〉足部大拇趾根部關節向外突出變形，稱為拇趾外翻，嚴重時造成亞脫臼（Subluxation）。此症好發於女性，穿高跟鞋是導致發作的原因之一。初期多以止痛和矯正法治療，希望患者不隨意用藥，忍耐疼痛。

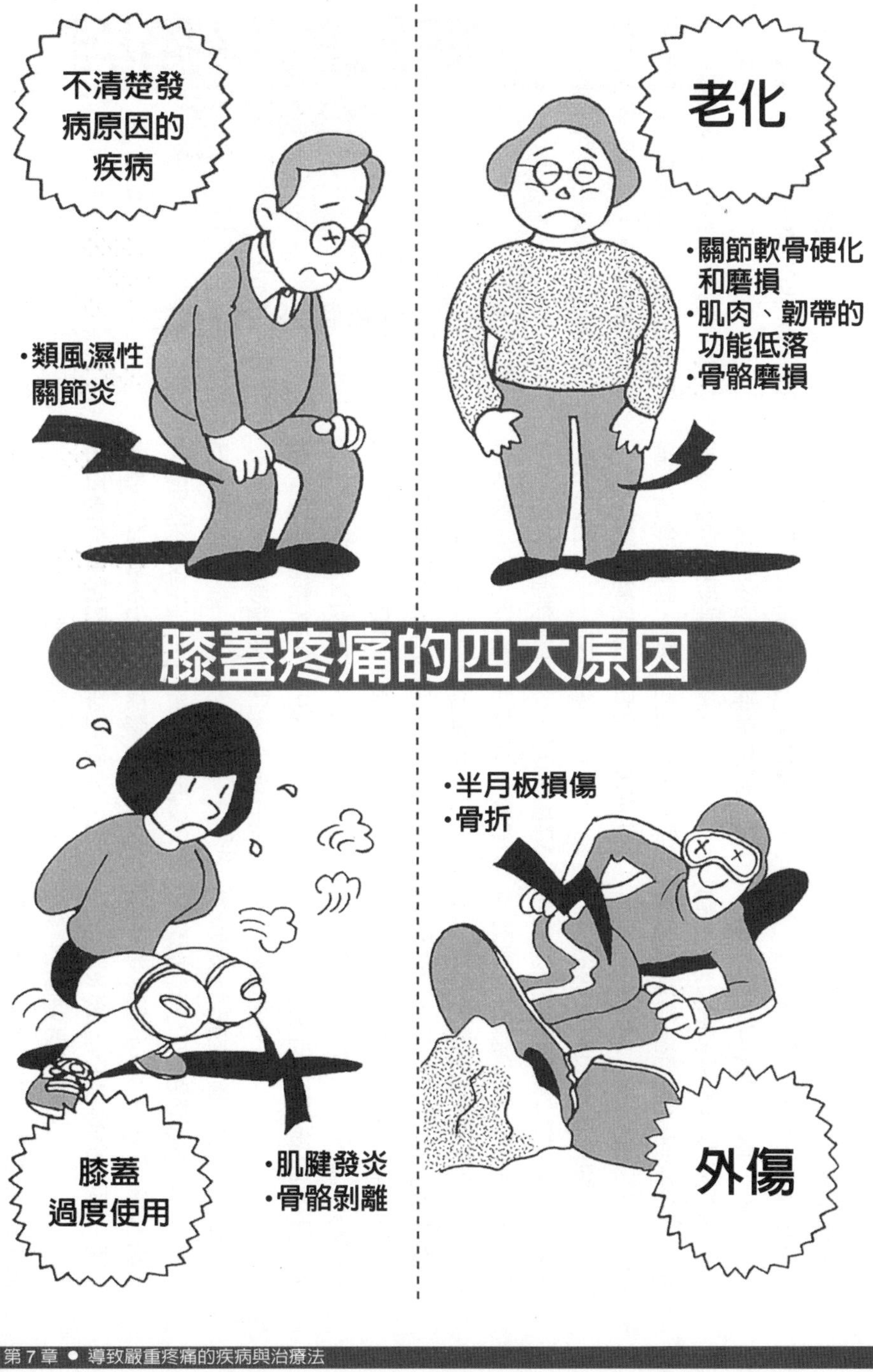

膝蓋疼痛的四大原因
不清楚發病原因的疾病
·類風濕性關節炎
老化
·關節軟骨硬化和磨損
·肌肉、韌帶的功能低落
·骨骼磨損
膝蓋過度使用
·肌腱發炎
·骨骼剝離
·半月板損傷
·骨折
外傷

痛風的疼痛與治療法

減少飲酒量就能改善症狀

光是風吹就引發痛感的疼痛，可說是痛風的特徵。這種疾病好發於肥胖的中年男性身上，患者的腳趾根部關節等部位會受到激烈疼痛所侵襲。

身體的所有細胞內都含有基因，而製造基因的物質——核酸中所含的嘌呤鹼基就是尿酸。

由於尿酸對身體來說是廢物，所以會從腎臟隨尿液排出體外。但若是排泄量太少，或身體中製造的尿酸來不及排出，便會增加血液中的尿酸量。

於是尿酸鹽便在體內組織中沉澱（尿酸鹽結晶），引發急性關節炎（又稱痛風發作），以及皮下結節、腎功能障礙及尿路結石等。

尿酸值上升的原因之一在於尿酸代謝異常。這是因為運動時轉變為能量來源的腺嘌呤核苷三磷酸（ATP）消耗得太多，於是過度產生代謝物——尿酸。

代謝異常的發生原因，包括酒精、激烈運動、壓力和肥胖等，特別是過度攝取熱量易增加尿酸值，所以導致許多肥胖者罹患痛風，痛風因此俗稱為帝王病（富貴病）。但即使並不肥胖，可是壓力大且常飲酒者或運動員等，據說也容易有尿酸值過高的現象。

許多食物中都含有嘌呤，因此和一般食物沒有太大關係，但是鮟鱇魚肝與肝臟等含量特別多，若過度攝取這一類食品，便會導致尿酸值增加。

血液中的尿酸值在六mg／dl（毫克／分公升）以下為正常值，一日超過此數值，尿酸便無法完全溶解在血液中，即診斷為高尿酸血症。於是尿酸從血液中流出，開始在關節等身體各處結晶，尤其容易累積在足部的大拇趾根部關節中。

由於身體免疫系統認為關節內的結晶是異物，所以體內的白血球會為了排除這些結晶而運作，使身體產生發炎反應。當結晶從關節膜脫落，便產生激烈疼痛。

一般來說，當體內尿酸值超過八・五mg／dl時，就容易導致痛風

健康小知識 〈痛風與疼痛〉當身體的尿酸值超過7.0mg／dl以上，便會出現尿酸結晶，這便是痛風產生疼痛的原因。正常值是6.0mg／dl。男性尤其要特別注意。

■發生痛風的原理

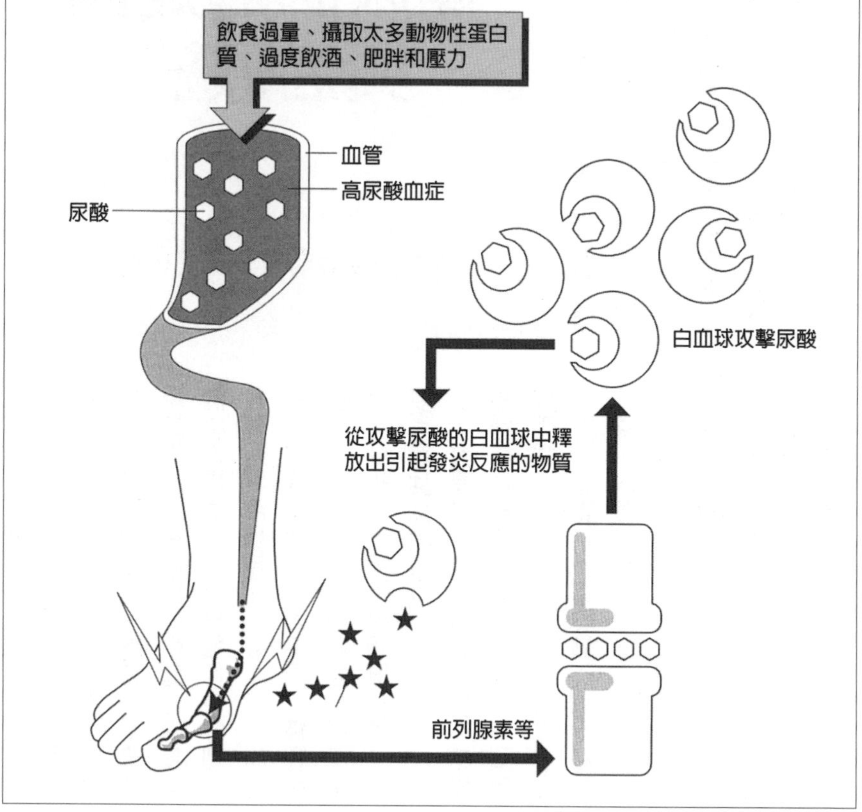

發作。但根據個人狀況不同，也有人達到七．五mg／dl左右就發作。因此最好儘量讓尿酸值能保持在七mg／dl以下。

治療痛風的藥物，包括止痛藥和秋水仙鹼（Colchicine）等抑制初期發作的抗炎藥，以及能促進尿酸排出或阻礙尿酸生成的尿酸控制藥劑等。

當痛風發作，身體有發炎反應時，服用抗發炎藥；等發炎狀況平息後，則服用尿酸控制藥劑。

在治療方式上，注意改善飲食習慣、降低血液中的尿酸值也很重要。不注重健康的人，痛風便會如影隨形。此外，有許多喝酒導致痛風發作的案例，光是減少酒量便能降低尿酸值的例子也很常見。

若無論如何都無法止痛，也可以嘗試進行神經阻斷術來止痛。

糖尿病的疼痛與治療法

因神經傷害而產生麻痺和疼痛

糖尿病可怕之處，在於若長年持續處於血糖值過高的狀態，便會引起各種併發症，導致病情惡化。

糖尿病有三大主要併發症——視網膜病變、腎病變與神經病變。其中以神經病變最常見。

這項併發症的主要特徵在罹患糖尿病不久後就會出現，約在血糖值變高後五年出現症狀。只是若病情未惡化，便不會出現症狀；而且即使出現初期症狀，患者也不會發現是由於神經病變所引起。許多案例中的患者直到持續發作後才初次發現有異常現象。

根據症狀和原因不同，神經病變可分為多發性神經病變、自律神經病變和單一性神經病變三種。

【多發性神經病變】

這是最常見的神經病變。由於知覺神經和運動神經病變，會引起以下症狀：

・異常感覺：手指與腳趾有刺痛麻痺、冰冷的感覺。

・感覺鈍麻：腳底猶如覆蓋一張薄膜的感覺。

・疼痛：手腳總有疼痛感，有時出現抽痛或強烈疼痛。

【自律神經病變】

調節內臟運作、荷爾蒙、血壓與體重等神經系統的自律神經產生病變，或由於自律神經運作混亂，導致發汗障礙及循環障礙而發冷或發熱，以及直立性低血壓，胃無力症導致噁心、反胃、食欲不振，還有膀胱障礙與勃起不全等症狀。

【單一性神經病變】

因為運送營養到神經的微血管阻塞，只有該處神經受到障礙所引起的症狀。

・外眼肌麻痺：由於運動眼睛的肌肉——外眼肌產生麻痺，當眼睛朝某一方向看，另一側的眼球卻不會活動，發生複視的現象。

・顏面神經麻痺：運作顏面的神經發生麻痺，導致嘴角歪斜，食物從口中掉出而無法正常進食，還有眼皮無法完全閉合等症狀。

這些症狀中與疼痛相關且讓糖尿病患者苦不堪言的是腳底刺痛。

健康小知識

〈香港腳與疼痛〉香港腳總讓人有癢得沒完沒了的印象，且隨著病況加重，會侵襲皮膚深處，產生疼痛。若疼痛比搔癢感強烈，塗藥滲入皮膚後會更痛。雖然許多女性患者對去皮膚科診治有顧慮，但早日治癒才能擺脫疼痛和搔癢。

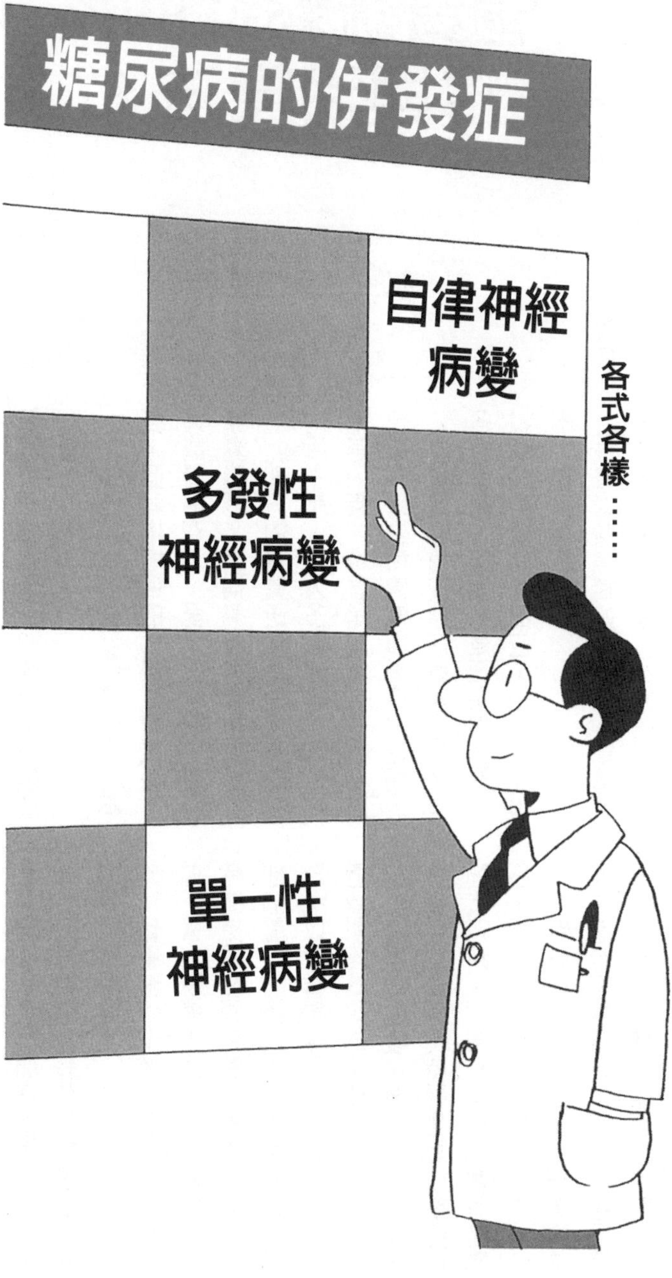
糖尿病的併發症
自律神經病變
多發性神經病變
單一性神經病變
各式各樣……

治療糖尿病的神經病變，最基本的是將血糖值控制在正常狀態，接著再使用還原酵素藥、血小板凝集抑制劑等進行藥物治療。

治療自律神經病變會對應其症狀施藥，例如治療直立性低血壓用正腎上腺素（Norepinephrine）與類固醇。但這只能治標，一旦神經病變惡化，患者會覺得心煩，即使維持血糖值穩定，日後症狀也不會消失。如果進行神經阻斷術，就能有效治療糖尿病的自律神經病變。

骨質疏鬆症的疼痛與治療法①

導因於全身骨骼老化

骨頭為了維持功能，會反覆破壞和再生，進行這種新陳代謝的便是破骨細胞和骨芽細胞。破骨細胞溶化舊骨頭以分解、破壞，骨芽細胞則生成新骨頭。

這種破壞和再生的功能如果維持平衡，便能保持骨頭的質量；若破壞的速度過快，便會來不及製造新骨。

如此一來，雖然骨頭大小不變，但其中內含的鈣質量會減少，造成骨骼空洞，呈現透明狀，使骨頭變脆弱，就稱為骨質疏鬆。

部分的骨質疏鬆症是由特殊疾病所引起，但大多數還是導因於老化等因素。也就是說，人一上了年紀或多或少都會罹患骨質疏鬆症。

雖然骨質疏鬆症會發生在全身各處骨骼，但如果是在背骨(脊椎)和膝關節以外的部位，一般來說也不太看得出症狀。

骨質疏鬆症好發於停經前後的女性身上，這是由於女性荷爾蒙減少所導致，女性荷爾蒙對骨頭生成有很大的助益。

不過即使有骨質疏鬆症，也未必就會出現症狀，特別是在罹病初期，幾乎看不出任何病癥。但正因為沒有症狀，反而會在患者不知不覺中加重病情，甚至發生嚴重腰痛或骨折等情況。

骨量減少十％到二十％左右，並不會出現嚴重症狀，但此時若長時間持續相同姿勢，會感受來自背部的壓力，這就是出現骨骼輕度變形，以及脊椎發炎症狀波及肌肉，導致肌肉僵硬的緣故。

過了這階段，背部和腰部便會感覺到鈍痛。長時間坐著或手持重物步行時，背部和腰部都會有鈍痛感，想在途中稍作休息。

然後隨著病況加劇，在廚房洗碗、使用吸塵器時，由於身體保持稍微前傾的姿勢，便會讓背部和腰部疼痛不堪。若病況嚴重至此，就連早上起床時也會覺得背部和腰部疼痛。

等到症狀進一步惡化，疼痛也變得更劇烈，甚至就連身體稍向前

健康小知識

〈甲溝炎和疼痛〉腳趾甲陷入皮膚的甲溝炎症狀會導致疼痛，雖然剪掉陷入皮膚的趾甲便能痊癒，但新生的趾甲仍會使症狀反覆發作。為了讓新趾甲能正常生長，可利用彈性鐵絲或形狀記憶金屬片等矯正工具，幫助趾甲維持正常。

傾或稍微彎腰拿東西也難以做到。到了這一地步，由於骨骼崩潰，使得背部蜷曲，患者必須拄著枴杖才能行走。

骨質疏鬆症引發的嚴重問題，還包括導致大腿骨折，患者因此無法行走而臥病在床。此外，不但造成腰痛，也會由於骨骼負擔過重，使得骨頭崩裂，引發壓迫性骨折。

無論哪一節脊椎，都可能發生壓迫性骨折。由於腰椎經常必須承擔上半身的重量，所以特別容易出現壓迫性骨折。

即使人類能延長再多的平均壽命，如果因為骨骼變形導致強烈疼痛，或因骨折而必須臥病在床，這樣的人生也毫無任何快樂可言。

由此可知，預防骨質疏鬆症是多麼重要。

■停經期的骨量減少與骨質疏鬆症

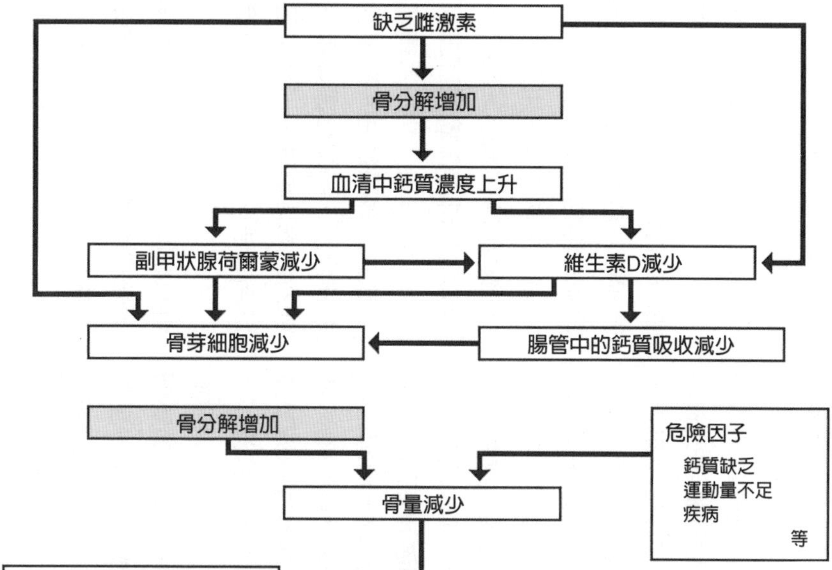

本表以Riggs & Melton的圖表為基礎製作

若缺乏雌激素，骨頭分解會亢進，但相對地骨芽細胞的活動會受抑制，使骨頭無法增生，導致骨量減少。若再加上各種危險因子，使骨量減少的狀況惡化，隨著年齡增長，便會引發骨質疏鬆症。

骨質疏鬆症的疼痛與治療法②

改善飲食習慣與運動來防止病情惡化

預防骨質疏鬆症的基本是飲食和運動。

在飲食方面，最重要的是充分攝取鈣質，但只有這樣並不夠。為了使骨骼吸收更多鈣質，充分且均衡地攝取維生素D、維生素K、鎂以及蛋白質等營養素十分重要。

運動能刺激骨骼吸收鈣質。骨骼除了儲藏鈣質，可承擔重力以支撐身體，也會隨著肌肉使身體運動。所以如果失去支撐體重或運動等物理性刺激，骨骼會變得很脆弱。

舉例來說，像太空人那樣處於無重力的狀態下，會導致骨質密度低落，引發骨質疏鬆症。高齡者若長期臥病在床，也會讓骨質疏鬆症變得更嚴重。

為了預防骨質疏鬆症及避免惡化，適合任何人的運動便是步行。如果可以，一天走上一萬步，至少也要以七千步為目標。即使是高齡者，每天光是步行也能增加骨質密度。但步行過多則有害身體，凡事量力而為才適宜。

骨質疏鬆症惡化到一定程度，患者也可以到醫院進行內服藥和注射等藥物療法。包括為了改善鈣質代謝、促進骨頭形成與抑制骨頭分解的鈣質製劑，以及活性型維生素D劑、抑制骨頭吸收的女性荷爾蒙藥劑（雌激素製劑）等。此外，攝取富含鈣質的小餅乾或補給品也很有效。

抑制骨頭分解的藥物，包括抑鈣激素（Calcitonin）與雙磷酸鹽類（Bisphosphonate）藥物等。其他還有促進骨頭形成的維生素K劑，以及藉增加肌肉來預防骨折的蛋白質同化荷爾蒙藥劑。

雖然已開發各式藥品，但骨質疏鬆症仍然惡化得相當嚴重，且無法得到應有的控制效果，這是目前的現實狀況。然而還是可以做到抑制病情惡化及延遲惡化程度，所以必須不放棄地努力預防。

一旦罹患骨質疏鬆症，頸部骨骼（頸椎）、胸部骨骼（胸椎）及腰部骨骼（腰椎）會發生各種變

健康小知識

〈雞眼與厚繭〉由於受到長時間的外部刺激而長出疼痛的雞眼和厚繭，如果未在範圍擴大前削去或切除，日後一定變得更嚴重。此外，雖然去除患部是首要選擇，但換穿大一點的鞋子或鋪上柔軟的鞋墊等方式，亦可有效治療。

※飲食中充分攝取鈣質，且為了促進骨頭吸收鈣質，還要均衡攝取維生素D、維生素K、鎂以及蛋白質等多種營養。

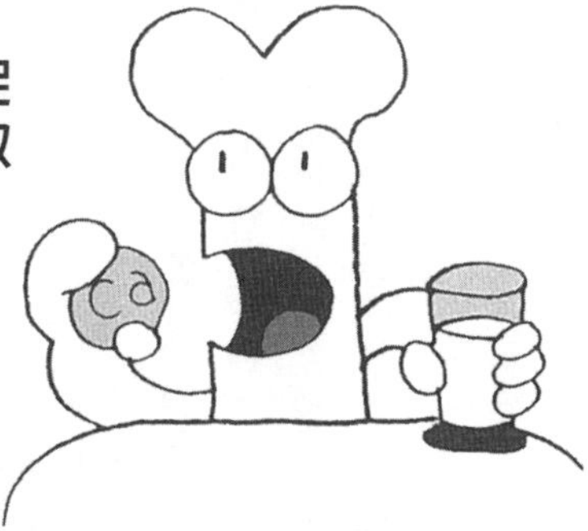

預防骨質疏鬆症的基本是改善飲食與運動

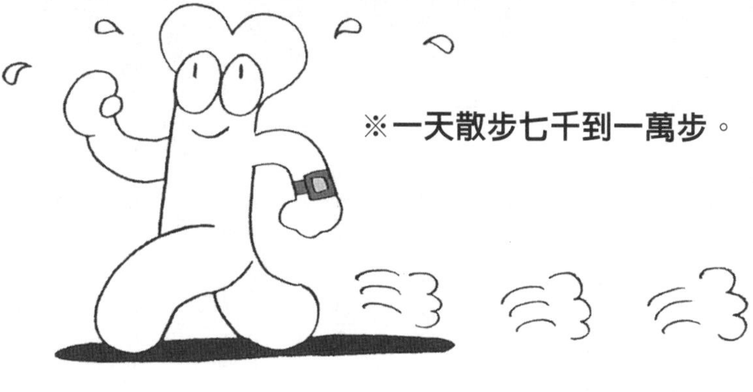

※一天散步七千到一萬步。

化，這導因於背骨變形、壓迫性骨折或椎弓解離等各種骨骼病變，因而壓迫到神經並導致疼痛，還變得容易發生骨折。

此外，由於骨質疏鬆症導致疼痛，使得身體完全動彈不得，也使得心臟和肺臟的功能日漸衰弱，導致身體浮腫，甚至引起肺炎。

為了不陷入這樣的惡性循環中，止痛便十分重要。

對於骨質疏鬆症導致的疼痛，神經阻斷術極有療效。即使發生骨折，只要為患者施以神經阻斷術來消除疼痛，也能使患者擺脫日常生活中的困擾。

近年來，檢查骨質密度的醫院日漸增多，年輕時期是否事先製造骨質密度高的骨骼，成為預防骨質疏鬆症的關鍵。趁著年輕時便測定骨質密度，一旦發現密度過低，早日確立應變對策也很重要。

癌症疼痛與治療法

由於癌症細胞侵襲骨骼和神經而引起疼痛

在所有疾病導致的疼痛中，排行第一名的是癌症疼痛。

由於癌症的治療期長且疼痛劇烈，所以患者通常會要求醫師為自己進行適當地止痛。

癌症是一種惡性腫瘤。所謂腫瘤，簡單來說就是一種膿瘡，但惡性腫瘤則是正常細胞不斷增生形成癌細胞，因此相較於單純的膿瘡或良性腫瘤，其可怕程度與治療難度都更大。

癌症引起的疼痛，是由於癌細胞侵襲骨骼和神經所引起。此外，進行化學療法（使用抗癌劑）、放射線治療及手術等治療方式，也會帶來疼痛。

一旦癌症擴散到骨骼和神經，其治療方式便有所侷限。當癌細胞轉移至骨骼，放射線治療雖然非常有效，但也不一定能確實治癒。至於癌細胞若轉移到神經上，則沒有任何治療方法。

若癌症自然萎縮，骨轉移或侵襲神經後所導致的疼痛也會消解，但這種狀況可遇而不可求。雖然最簡單的治療方式是將惡化部位全數摘除，但癌細胞卻未必剛好長在容易切除的位置。

此時為求根治疾病，除了治療外，止痛也是必要的手段。尤其是癌症轉移到全身的案例，更需要進行止痛治療。

然而目前在癌症治療過程中，常忽略疼痛治療這一環，總是將疾病治療當作首要考量，疼痛治療則視為其次，比起美國等國家在癌症疼痛的治療上落後許多。

針對癌症，一般是使用非類固醇類消炎止痛藥和嗎啡等麻藥。

癌症的止痛藥首推嗎啡，但由於嗎啡易使人上癮，一旦持續不斷使用，不久後相同劑量的嗎啡便會失去效果。然而劑量變多，也會出現各種副作用。

不熟悉嗎啡使用的醫師，基於以安全為首要考量，便會極力減少嗎啡使用量，但也因此令患者必須強迫忍受疼痛。這樣一來，常導致患者受癌症疼痛的恐怖感所侵襲。

健康小知識

〈癌症的疼痛〉癌症患者約有30％為疼痛所苦，其中半數很可能導因於疼痛治療不完全。許多患者陷入癌症引起的疼痛與不安、絕望感等折磨中而去世，因此對癌症患者心理和身體的疼痛治療，在癌末照護上非常重要。

相較於罹患癌症而死亡的恐懼，和疼痛戰鬥更為痛苦（恐怖）。

近年來，醫界總算較積極進行癌症止痛治療，但並非貿然使用嗎啡等止痛藥劑，而多採用嗎啡以外的藥物，也就是從非麻藥等藥劑開始使用。

此外，疼痛和患者的心理、情緒與性格等因素也有密切的關係。若患者精神穩定，疼痛也會減輕，因此也有醫師積極採用心理療法。

目前癌症疼痛約有八〇％可以藉嗎啡止痛，但仍有二〇％的情形無法止痛，這部分就是學者要研究的課題。

即使罹患癌症，只要能控制疼痛，患者就可以過著與健康人相同的生活，對他們而言，沒有疼痛的生活十分重要。

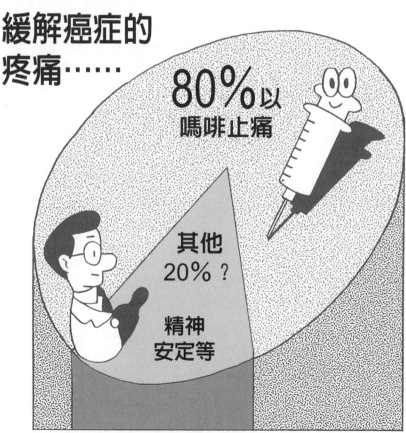

緩解癌症的疼痛……

專　欄

長壽的疼痛大作戰

日本是目前世界上最長壽的國家。不只是日本人，希望長命百歲應該是人類共同的願望，但如果長命百歲，與疼痛打交道的可能性和頻繁度也會升高。

在平均壽命還不像如今這麼長的時代，許多人在身體還未發生疼痛這種變化前就已去世，也因此少有人為疼痛所苦。

雖然人們都希望長壽並活得健康，也就是說，生活有品質這樣的願望是理所當然，但能做到這點的高齡者又有多少比例呢？

似乎有許多人一旦上了年紀，就會對於身體某部位出現的疼痛毫無招架之力，或乾脆放棄對抗。

如果有人問我，是否能百分之百預防導致疼痛的疾病，答案是否定的。然而，至少仔細接受定期健康檢查，預防不良生活習慣所導致的疾病，一定也能預防疼痛發生。

俗話說：「不見棺材不掉淚。」許多人總要等到感覺疼痛後，才開始下定決心減肥或減少抽菸量。疼痛對於人類來說，正可以說是一種危險警訊。

如果想長命百歲，就要拒絕甜美的誘惑，必須在身體健康時就有效節制，努力預防疾病。絕對不要「好了傷疤忘了痛」，因而吃了疾病的悶虧。

8 章

日常保養極為重要

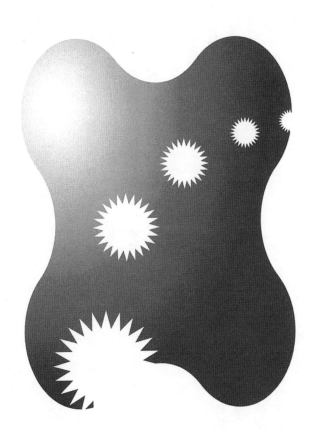

運動對疼痛也有療效

一邊和自己的身體對話，一邊以適合自己的方式治療疼痛

因為經常腰痛或肩膀痛而前往醫院治療時，是否曾被醫生說「缺乏運動」呢？

如果缺乏運動，的確會在肌肉中累積乳酸等老廢物質，這就是導致疼痛的原因。如此說來，所有現代人都為肩膀酸痛與腰痛所折磨。

此外，即使為疼痛所苦，縱然勉強也最好要運動嗎？若依我的看法，就如到目前為止我所主張，適度的運動有其必要，但超過身體極限的運動，反而增加痛苦。

因此，試著記住以下三點來進行運動。

①受疼痛折磨時，為了治療，不要進行身體無法負荷的運動。

受疼痛折磨時，安靜休息最重要。太過勉強運動會讓疼痛加劇，要運動就等疼痛治癒後再進行。

②過度運動會有反效果，請在不勉強的情況下進行。

苦於疼痛的患者，為了健康或疼痛治療，其中許多人每天步行。但仔細詢問後會發現，有人表示自己每天步行一至二小時。

我的建議是每天步行七千步到一萬步即可，而且只能在身體狀況允許的情況下進行。夏天太熱和冬天太冷的日子、身體狀況不佳時，不要太勉強自己步行。重要的是一邊和自己的身體對話，一邊運動。

此外，有人會刻意製造步行機會，最好試著在通勤途中提早一站下車走去目的地，或是午休時間不到公司餐廳，改為步行到外面店家用餐，在自己做得到的範圍內增加步行次數。重要的是絕不要像苦行僧似地走，必須享受步行的樂趣。

③留意鞋子和襪子

為了要調整身體狀況、鍛鍊肌肉、讓骨骼強壯，步行的確是一項好方法，但這也會造成腳踝、膝關節、股關節和背骨等部位的負擔。即使只是步行，承受來自地面的衝擊也相當大，如果因此導致疼痛發生，辛苦的努力也會白費。

因此，步行時請選擇鞋底設計了吸收衝擊力的結構且和自己的腳完全吻合的鞋子，並穿著厚襪子。

健康小知識

〈運動療法〉運動療法不只是步行，為了防止疼痛，鍛鍊肌肉也很重要，如重量訓練等肌肉強化訓練便可提升效果。患者可以在復健科和骨外科、疼痛科等專科接受正確指導。

如果能留意以上這些情況，步行便能順暢全身的血液循環，強化全身的肌肉和骨骼。此外，還能轉換情緒、減輕壓力，讓人放鬆，甚至營造腦內嗎啡分泌的狀態。

●受疼痛折磨時，為了治療，需避免進行身體無法負荷的運動，安靜休息最重要。

●過度運動會有反效果，請在不勉強的情況下進行。

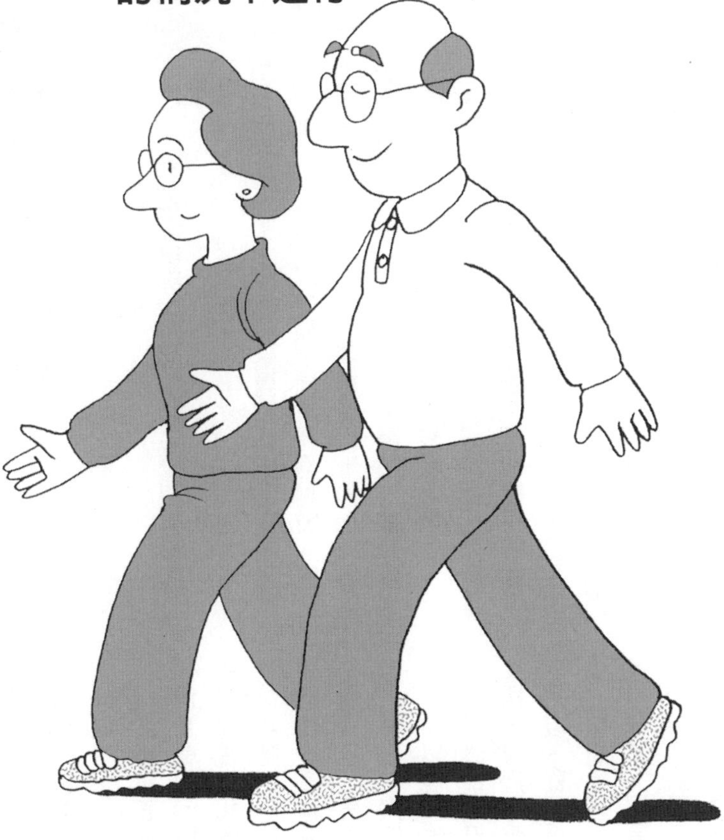

●身體狀況好的時候一天步行5千至1萬步。

●選擇鞋底設計了吸收衝擊力的結構且和自己的腳完全吻合的鞋子，並穿著厚襪子。

有效舒緩背痛的體操

鬆弛僵硬的肌肉，促進血液循環

體操和伸展運動不只是苦於疼痛者為了治療疼痛所從事的運動，也是為了預防疼痛而進行的運動，所以請格外注意，忍受疼痛而勉強運動也會造成反效果。

受肩膀酸痛所折磨的人，建議可利用搭配簡單體操和伸展運動，以及刺激肩膀和背部穴位的方式，有效緩和疼痛。

一開始，先伸展肩膀的肌肉。輕輕坐在椅子等位置，雙肩向上舉起。此時重點是頸部不要向前傾，臉部筆直面向前方，勿縮著脖子。一邊吸氣一邊進行會更有效。

如果感覺肩膀的肌肉鬆弛了，請瞬間放鬆，同時將剛剛吸入的空氣呼出。一次約進行十秒，共進行五次。如此一來，應該就會感覺到肩膀的肌肉放鬆且變得溫暖。

接下來進行放鬆背部和肩胛骨周圍肌肉的運動。彎曲雙手胳臂，然後緊緊貼合彎曲胳臂的左右手肘和手腕。雙手緊握，朝著身體的方向，此時若一邊吸氣一邊進行，會感到肌肉更加伸展。維持約十秒左右的緊繃感，然後瞬間放鬆。這動作進行五次。

下一步相反地要伸展胸前的肌肉。兩腕從身體側邊朝背部的方向伸展般向後拉，進行擴胸運動。一邊吸氣一邊進行約十秒，繃緊肌肉後吐氣。

然後試著進行對肩膀酸痛有療效且簡單的穴位按摩，在此要介紹的是肩井穴和肩外俞穴。

肩井穴位於兩邊乳頭向肩膀直線延伸的肩膀頂端。右手中指按壓左肩穴位，左手中指則按壓右肩穴位。若正對穴位，該部位會有酸痛感，所以能馬上知道對不對。

肩外俞穴位於肩胛骨上方。以傘柄正對穴位按壓，同樣地，若正對穴位，會有疼痛且舒服的感覺。

按壓這些穴位，約三至五秒間進行一次，約莫做十次。

午休前和工作結束前，若能進行這些伸展體操或穴道按摩，去除肌肉緊張，累積的乳酸等老廢物質就會一掃而空，能預防肌肉疲勞。

健康小知識

〈肌肉也有休息的必要〉因肌肉疲勞而產生腰痛時，必須安靜地讓肌肉休息。因為感冒發燒或流行性感冒而痛苦不堪時，身體會變得遲鈍，此時應該不會有人做揮棒和伏地挺身的運動。沒有任何治療法比休養更好的了。

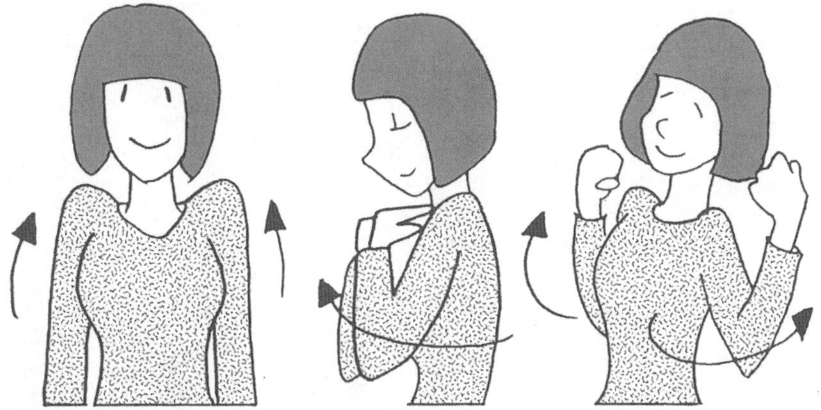

①挺直身體，面向前方，雙肩向上舉起，一邊吐氣，一邊瞬間放鬆。反覆進行這動作3～5次。

②彎曲兩側胳臂，雙手手腕前方緊緊貼合，手掌朝向身體，一邊吐氣，一邊瞬間放鬆。反覆進行這動作5次。

③兩腕舉至身體兩旁，像是擴胸運動般將手腕拉至後方。一邊吐氣，一邊瞬間放鬆。反覆進行這動作5次。

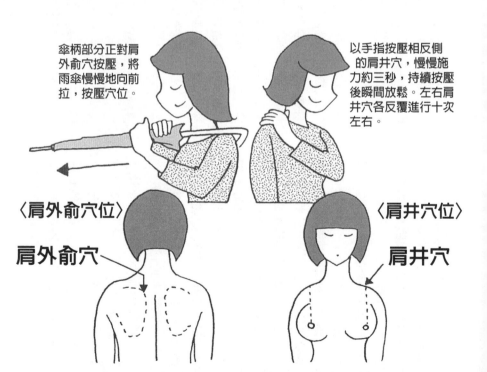

傘柄部分正對肩外俞穴按壓，將雨傘慢慢地向前拉，按壓穴位。

以手指按壓相反側的肩井穴，慢慢施力約三秒，持續按壓後瞬間放鬆。左右肩井穴各反覆進行十次左右。

〈肩外俞穴位〉

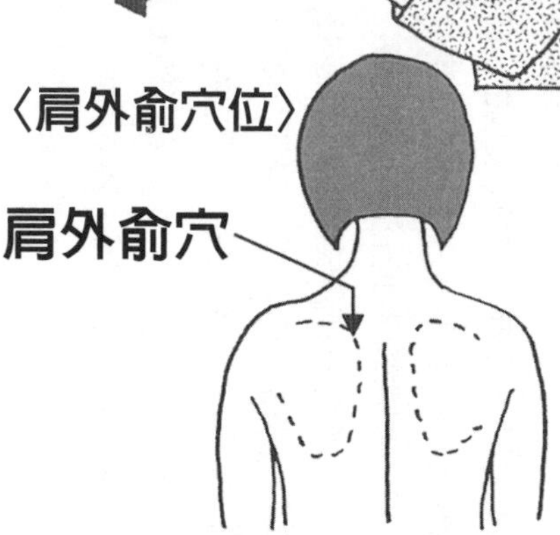

〈肩井穴位〉

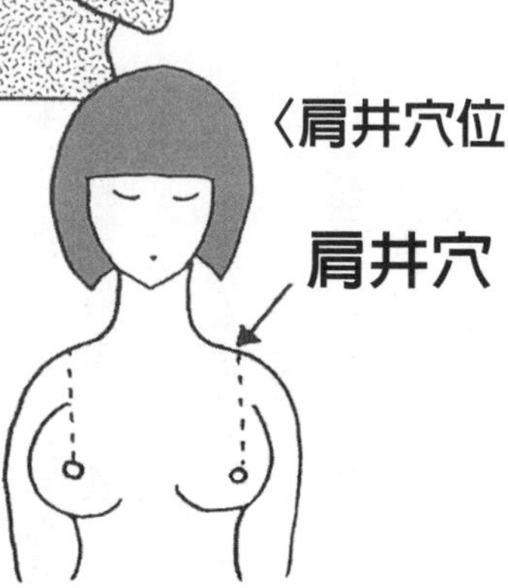

有效舒緩腰痛的體操

強化腹肌和背肌，伸展肌肉和韌帶

腰痛久治不癒時，在日常生活中便需注意姿勢和動作，避免長時間維持同一姿勢。定期步行等輕鬆的運動，也能預防疼痛復發。

若腰痛和膝蓋痛，且體重也會增加身體負擔，所以或坐或躺進行體操或伸展運動也是不錯的方式。

預防腰痛及防止腰痛復發，可以進行稱為腰痛體操的體操運動。

腰痛體操主要目的在於強化腹肌和背肌，並緩和背骨活動力不佳的部位，主要是伸展背骨和骨盤周邊肌肉及人體萎縮部位。隨著這些部位改善，腰痛也較不容易發生。

【腰痛體操・強化腹肌】

強化腹肌可以減輕施加於腰椎的負擔，是一種預防腰痛復發的體操。從程度輕微的第一階段開始，習慣了再進入第二、第三階段。

◎第一階段

躺臥，臉部朝上，接著像要看肚臍般稍微抬起頭部。保持這姿勢約五~十秒，然後恢復原本姿勢。

◎第二階段

雙腳併攏從地板上稍微抬高，在能負荷的範圍內，也可高舉雙腳至離地板約三十度。保持這姿勢約五~十秒，然後恢復原本的姿勢。

◎第三階段

立起膝蓋，進行仰臥起坐。

【強化臀肌】

①躺臥，臉部朝上，膝蓋立起。背部貼地，臀部稍微離地，從一數到五，然後恢復原本姿勢。

②側躺，居上方的腿朝後上方舉，從一數到五，然後恢復原本的姿勢。相同的動作，換個方向，另一腿也可以進行。

【伸展運動】

這項運動能伸展腰部的肌肉和韌帶，讓腰椎輕鬆活動。

①躺臥，臉部朝上，一邊數著一、二，同時雙腳併攏，曲膝。

②接著，一邊數著三、四，同時雙手抱膝，慢慢靠近胸前。

③然後，一邊數著五、六，同時膝蓋朝腰部的方向一口氣伸直。

④一邊數著七、八，同時慢慢伸直雙腳，恢復原本的姿勢。

健康小知識

〈**腰痛與腰部沉重**〉多數腰痛患者認為自己的疼痛是缺乏運動所引起，然而若缺乏運動，因為血液循環惡化，肌肉變僵硬，造成的不是疼痛，而是感到肌肉沉重、酸麻。如果症狀是疼痛，便不是缺乏運動所造成，應馬上到醫院診治。

腰痛體操・腹肌強化篇

第一階段

躺臥，臉部朝上，稍微抬起頭部。保持這姿勢約五～十秒，然後恢復原本的姿勢。

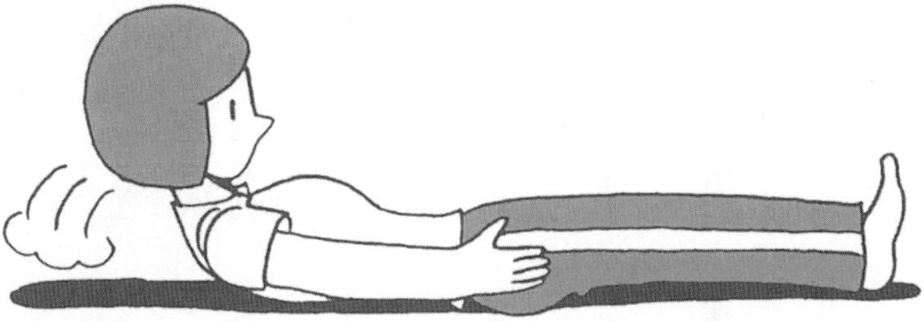

第二階段

雙腳併攏從地板上稍微抬高，保持這姿勢約五～十秒，然後恢復原本的姿勢。

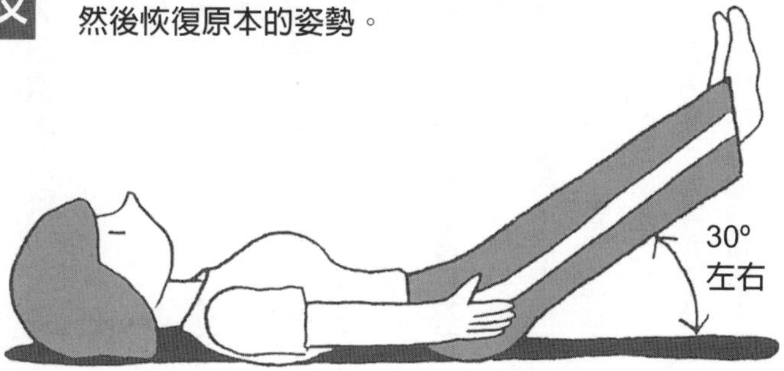

第三階段

立起膝蓋，手扶著下巴側，從這姿勢開始慢慢挺起上半身，中途靜止約五秒，然後恢復原本的姿勢。

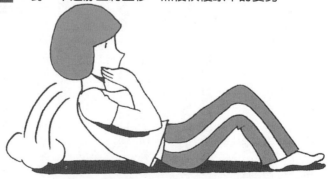

不累積壓力的方式

刺激大腦邊緣系統和右腦

若處於慢性壓力之中，便會引起各種疾病。大多數現代疾病皆受到壓力明顯的影響。

消除壓力、轉換心情極有必要，但為什麼轉換心情對減輕壓力有效呢？為了理解這個原因，必須先明白壓力和腦部的運作機制。

如果讓自己置身於討厭或痛苦的狀況中，腦部掌管腦中理性的大腦皮質與忠於本性的大腦邊緣系統便會產生對抗。由於大腦皮質處於優勢，大腦邊緣系統一旦受到抑制，便會發生壓力狀態。所以為了消除壓力，必須解除大腦邊緣系統上來自大腦皮質的壓迫。

要達到這個目的，其中一種方法便是聞好聞的香氣。

大腦邊緣系統在以前稱為嗅腦（Nose Brain），也就是負責味覺的腦部，因此近年流行的芳香療法，便是提高大腦邊緣系統運作極為有效的方法。

芳香療法是一種利用植物精油的療法，以精油當作芳香劑塗在身上。如果覺得自己累積壓力太大，也可以試著在房間、客廳和工作場所等地，散播植物精油的香氣。好聞的香味會刺激大腦邊緣系統，產生愉悅感。

然而，根據個人差異，產生愉悅感的香氣種類也會有所不同。芳香療法中涵括幾百種精油，所以從中尋找符合自己需求的精油並有效活用吧！附帶一提，討厭的氣味或是和自己不合的味道反而會招來壓力，所以必須格外注意。

在消除壓力上，改變大腦皮質的運作方式也很有效。

大腦皮質分為右腦和左腦，左腦是語言中樞存在的區域，負責分析性地理解事物，掌管理性。相對地，右腦是全體性、統合性地掌握事物，同時也是負責感性與情緒的區域。

由於我們平常生活是以語言為主，一般來說，左腦使用較右腦頻繁，因此大腦邊緣系統受大腦皮質所抑制。如果能有意識地使用右腦，讓右腦處於優勢狀態，提高大

健康小知識

〈安寧療護〉1967 年，英國桑德斯（D.C.Saunders）醫師設立的聖克里斯多福安寧院，是世界第一個安寧療護機構。目前已普及各醫療先進國家中。雖然癌症位居死亡率第一名，安寧療護觀念卻尚未普及，期盼有進一步的發展。

腦邊緣系統運作，便能解除壓力。

要使右腦處於優勢，多參加音樂會等鑑賞藝術的活動是不錯的選擇。藝術並非進行理論性分析與理解，而是以感性和知覺來享受。所以接觸音樂等藝術活動，自然會提高右腦運作，相對地也會減少左腦運作。

讓右腦處於優勢的方法有多種選擇，聽音樂、演奏樂器、欣賞電影與繪畫、讀書或運動等都有效。若能藉這些活動來轉換心情，便可斷絕長久以來累積的壓力。

壓力如果可以暫時得到紓解，即使日後又遇到壓力，也比較能予以忍受。

如果覺得自己受到壓力壓迫，不要只是忍耐，積極地以上述方式來轉換心情吧！

為了消除壓力

聞好聞的香味——芳香療法等

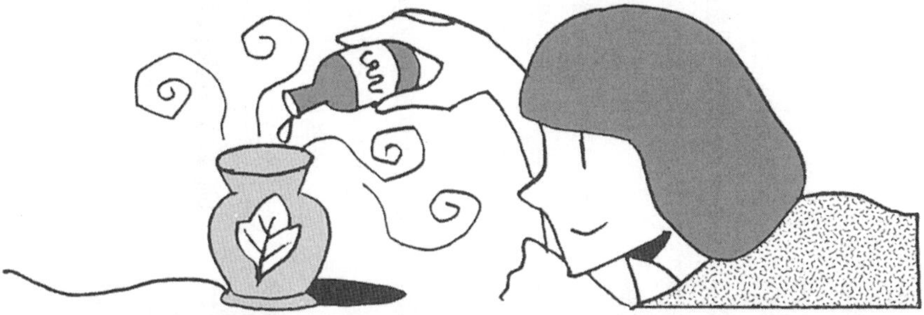

有意識地使用右腦——進行音樂等藝術欣賞

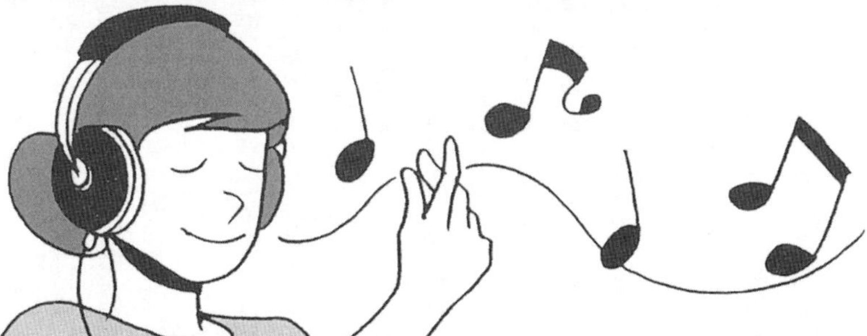

避免缺乏鈣質

鈣質不足導致各種內臟器官異常

據說現代人的鈣質普遍攝取不足。在日本，雖然建議的一日攝取量為六百毫克，但實際上平均攝取量只達此數據的九成多，是各種營養素中唯一不足的種類。

由於鈣質是製造骨骼及牙齒的材料，若攝取不足，會使骨骼變虛弱，甚至導致骨質疏鬆症。但缺乏鈣質的壞處其實不只如此，最可怕的是會影響整個身體，且成為許多疾病的致病原因。

鈣質在體內扮演的角色是傳達資訊到全身細胞，若說細胞的功能是因為鈣質才得以保持，實在不為過。包括肌肉收縮、促進神經的傳達功能、荷爾蒙分泌及血液凝固等多種生理功能，都與鈣質有密切的關係。

舉例來說，心臟以一定的運作方式讓肌肉（心肌）收縮，將血液送往全身，而調節心肌收縮的神經運作，鈣質便是必備物質。

將鈣質運送到全身各處的是血液，因此即使體內的鈣質不足，血液中的鈣含量仍保持一定濃度。

當血液中的鈣質含量低落，若食物中攝取的鈣質殘留在腸道中，這些鈣質便會運送至血液裡。然而若腸道內的鈣質也不足，身體便會分泌副甲狀腺荷爾蒙，溶解骨頭中的鈣質並排放出來。

若鈣質缺乏的狀況一直持續，骨骼便變得空空洞洞，形成骨質疏鬆症。但在其背後其實還有更嚴重的問題。

從骨頭中排出鈣質的副甲狀腺荷爾蒙，還能將鈣質塞進細胞中。也就是說，一旦缺乏鈣質，身體便會從骨裡排出鈣質，維持血液中的鈣質濃度，以保護細胞，但這樣一來也會將鈣質塞進細胞中。

細胞原本必須呈現幾乎沒有鈣質的狀態，若鈣質進入細胞中，細胞內鈣質增加，功能便會低落，進而造成內臟的功能低落與老化。像這樣鈣質不足但細胞內的鈣質卻增加的現象，稱為鈣逆論（Calcium Paradox）。鈣逆論被認為是形成動脈硬化、腎臟結石及高血壓等各種

健康小知識

〈癌症告知〉癌症告知有時會奪走患者的生存希望。然而如果讓患者長期處於不明疼痛、不安和絕望中，直到去世，那實在太可憐。日本會主動告知患者的醫師據說不滿三成，但告知病況對任何人來說也是最痛苦的時刻。

身體異常與疾病的原因之一。

因此大家必須理解，缺乏鈣質不只會導致骨質疏鬆症，骨質疏鬆症發生時，體內也會發生鈣逆論，對內臟帶來負面影響，以及引發各種疾病。

近年來，部分美國醫師也建議人們一天應攝取一千毫克的鈣質。由於鈣質只限於身體功能的正常運作，即使攝取過多，超出必需量的鈣質也會排出體外，所以不會構成太大問題。

我們日常生活從飲食中攝取的鈣質約為四百毫克，如果再喝兩杯牛奶，就能多攝取四百毫克，所以輕鬆就攝取了八百毫克的鈣質。

此外，市售的餅乾或補給品也是攝取鈣質的一條途徑。

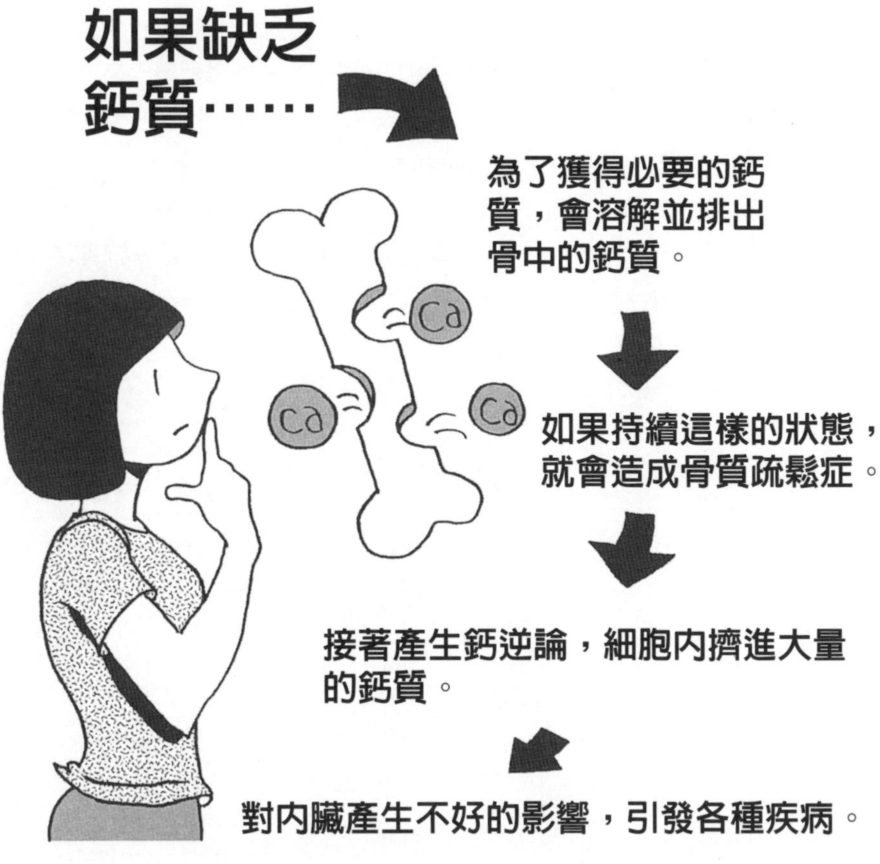

如果缺乏鈣質……
為了獲得必要的鈣質，會溶解並排出骨中的鈣質。
Ca
Ca
Ca
如果持續這樣的狀態，就會造成骨質疏鬆症。
接著產生鈣逆論，細胞內擠進大量的鈣質。
對內臟產生不好的影響，引發各種疾病。

專　欄

阿Q一點吧！試著享受壓力

面對現代社會的複雜化，你是否也想過著沒有壓力的生活呢？男性在社會上因為壓力而筋疲力盡，回到家又得承受來自孩子和妻子的壓力，驀然回首，才發現毫無自己的容身之處。

家庭主婦則是為了住家附近的麻煩事、子女教育和家長會等事疲於奔命。職業婦女除了承擔工作壓力，還得再加上兒女教育及家事，實在令人喘不過氣來。

若持續這樣的狀態，長年累積的壓力以疾病形式出現，也不會令人覺得意外。

然而請試著思考，處於同樣的狀況下，儘管受到了壓力（壓迫）造成的刺激，有人會敏感地感受到壓力，並以某些疾病呈現出來，但也有人完全對壓力無動於衷。當然還有人像我一樣，將壓力視為動力，在工作上全力以赴，對壓力樂在其中。

身處現代社會，要對壓力毫無所感，也許對自己而言是一件「不可能的任務」。若無論如何都無法避免壓力，不如阿Q一點，試著享受壓力吧！然後，偶爾實行芳香療法等消除壓力的方式，不就能試著消解積存的壓力嗎？

十三劃

十四劃

十五劃

十六劃

十七劃以上

八劃

九劃

十劃

十一劃

十二劃

索 引

國家圖書館出版品預行編目資料

圖解疼痛與治療 / 川端一永著；王俞惠譯.
初版. -- 臺北縣新店市：世茂, 2008.10
面；　公分. --（科學視界 ； A5）
含索引
ISBN 978-957-776-939-8（平裝）

1. 疼痛醫學

415.942　　97014380

科學視界 A5

圖解疼痛與治療

作　　者／川端一永
譯　　者／王俞惠
主　　編／簡玉芬
責任編輯／傅小芸
出 版 者／世茂出版有限公司
負 責 人／簡泰雄
登 記 證／局版臺省業字第 564 號
地　　址／（231）台北縣新店市民生路 19 號 5 樓
電　　話／（02）2218-3277
傳　　真／（02）2218-3239（訂書專線）
（02）2218-7539
劃撥帳號／ 19911841
戶　　名／世茂出版有限公司
單次郵購總金額未滿 500 元（含），請加 50 元掛號費
酷 書 網／ www.coolbooks.com.tw
排　　版／辰皓國際出版製作有限公司
印　　刷／世和印製企業有限公司
初版一刷／ 2008 年 10 月

定　　價／ 240 元
I S B N ／ 978-957-776-939-8

ITAMI TO CHIRYOU NO SHIKUMI

Originally published in Japan in 2001 by NIPPON JITSUGYO PUBLISHING CO., Ltd..
Chinese translation rights arranged through TOHAN CORPORATION, TOKYO.,